이번 생에 정신과는 처음이라

오늘도 묵묵히 진료에 임하시는 정신과 선생님들과
마음 건강을 위해 정신과 진료를 받는 모든 환자들 앞에 바칩니다.

정신과 전문의가 말하는 정신과 사용 설명서

이번 생에 정신과는 처음이라

닥터 온실 지음

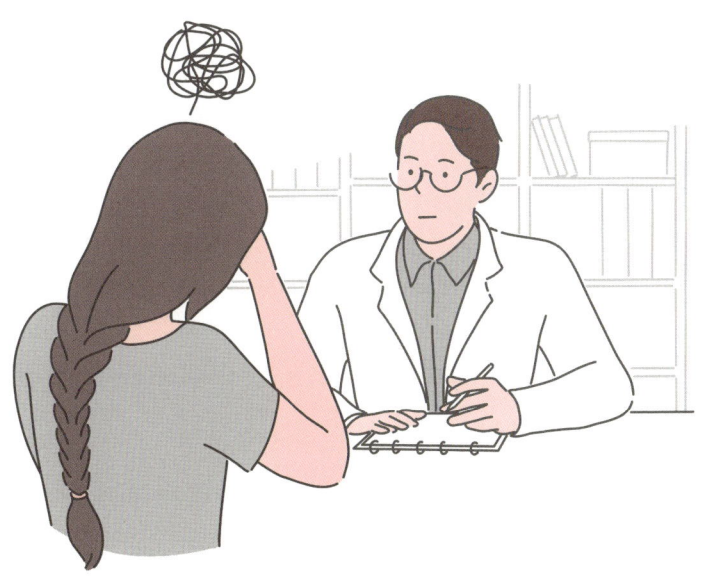

두드림미디어

일러두기

1. 다소 낯선 정신과 병원과 진료에 대해 쉽게 풀어 썼습니다. 정신과 진료에 관심이 있지만, 직접 받아보기는 부담스러운 사람이라면 이 책을 통해 정신과에 대한 두려움을 해소하고, 보다 슬기로운 진료를 받을 수 있습니다.

2. 이 책에는 정신과 질환에 대한 선입견을 해소하기 위해 정신과 질환이 왜 걸리는지에 대한 작가의 고찰이 들어 있습니다. 정신과에 방문하거나 방문을 고려하는 사람들, 또는 그 가족들이 이 책을 보고 정신과 질환에 대한 이해를 늘릴 수 있습니다. 정신과 질환이 왜 걸리는지 알아보며, 이 질환이 누구나 걸릴 수 있는 질환이라는 것을 깨닫게 될 것입니다.
질환을 있는 그 자체로 바라보게 하고, 정신과 치료에 대한 거부감이 있는 사람이 병원을 방문할 수 있게 해서 궁극적으로 사람들의 정신건강 증진에 이바지할 것입니다. 사람들의 정신건강과 삶의 질 개선은 제가 이 책을 쓰는 목적이기도 합니다.

3. 이 책의 각 장에서는 정신과 질환의 원인에 대한 많은 내용이 등장합니다. 그런데 정신과 질환은 같은 질환명이라고 해서 모든 환자의

원인이 다 같을 수는 없습니다. 여기 등장하는 질환의 원인은 많은 환자에게 해당하는 내용이기는 하지만, 일부 환자에게는 여러 원인이 겹쳐서 병이 발생할 수 있음을 미리 밝힙니다. 그럼에도 병의 원인을 알아보는 노력은 정신과 질병에 대한 이해를 돕고, 우리가 환자들을 보는 시선을 바로잡아줄 것입니다.

4. 이 책의 내용은 2024년 현재 대한민국의 정신과 진료의 생생한 현장을 담았기 때문에 향후 변화하는 의료 정책 및 시대적 상황에 따라 다소 변할 수 있음을 알려드립니다. 큰 변화가 있을 시 쇄를 거듭하면서 수정하겠습니다.

5. 이 책은 정신과 전문의의 전문적인 견해이지만, 현재 독자를 직접 마주 대하며 진료하고 있는 정신과 전문의들의 고견이 우선입니다. 따라서 혹시라도 이 책의 내용과 독자를 진료하는 전문의의 의견이 상충하는 부분이 있다면, 저는 진료 전문의의 고견을 따르기를 권유합니다.

6. 이 책에 등장하는 정신과의 현재 정식 명칭은 정신건강의학과지만, 정신과가 우리에게 아직 익숙한 이름이기도 하고, 길기도 하기에 정신과라는 명칭을 사용했습니다.

7. 질환에 등장하는 사례는 모두 가상의 사례임을 미리 밝힙니다.

감사의 글

먼저 이 글을 쓸 수 있는 정신을 주신 하나님과 육신을 주신 부모님께 감사드립니다. 이 글을 쓸 수 있도록 저에게 깊은 가르침을 주신 스승님들께 감사 인사를 드립니다. 좋은 의국에서 배울 것 많은 스승님을 만났습니다.

정신과 전문의로 수련받는 동안 정신치료의 기틀을 잡아주신 김현우 학장님, 전인적 환자 보기로 DBT까지 몸소 가르쳐주신 백기청 교수님, 환자에 대한 태도와 약물 사용의 ART를 가르쳐주신 이경규 교수님, 전문의 시험 때마다 격려해주신 임명호 교수님, 노인 환자의 약물치료와 MRI 등 진단 기법을 가르쳐주시고 항상 믿어주신 이석범 교수님, PTSD 환자의 치료 EMDR 및 약물의 사용을 가르쳐주시고 항상 공부에 정진하게 해주신 이정재 교수님, 소아의 약물 사용과 ADHD로 논문 지도까지 해주신 김경민 교수님, 환자에 대한 친절한 태도를 몸소 보여주신 김도현 교수님 감사합니다.

또한 교수님들의 가르침을 새길 수 있도록 옆에서 도와주신 우리 의국 선배, 동료, 후배들 감사합니다. 좋은 선후배 동료님들과 함께하면서 환자를 대하는 태도를 많이 배웠습니다.

같이 의국 생활을 하면서 저를 배우게 해주신 김석만, 김세범, 정효석, 신재권, 윤여송, 이재원, 최유정, 최윤성, 황휘진, 박선일, 오혜지 선생님, 그리고 책의 검수까지 도와주신 믿음직한 후배 최현우 선생님, 저를 항상 도와주는 친애하는 이승우 선생님 감사합니다.

아울러 저에게 정보와 도움을 주신 정신건강의학과 전문의 선생님들, 감사합니다. 풍부한 정신과 외래 경험을 바탕으로 글을 쓰는 데 도움을 주신 이현재 선생님, 박현우 선생님, 김민정 선생님 감사합니다.

현재 일하고 있는 병원에서 같이 일하고 소통하면서 많은 정신과 지식과 도움을 주시는 제용진 원장님, 이소정 선생님, 이규영 선생님, 김태용 선생님, 김영혁 선생님 감사합니다.

마지막으로 이 책에 넣은 귀여운 일러스트를 그려준 사랑하는 동생과 이 책을 미래에 읽을 나의 사랑스러운 자녀들, 그리고 책에 새로운 시각을 덧입혀준 내 몸같이 사랑하는 아내에게 사랑과 감사를 표합니다.

프롤로그

정신과 진료가 낯선 분들을 위해

친구들과 만날 때면 종종 이런 질문을 듣는다.
"정신과 가면 대체 뭐 하는 거야? 상담? 약?"
친구들은 모르고 있었다. 그도 그럴 것이 정신과에 한 번도 안 가봤으니까. 그래서 설명해주다 보니 깨달았다. 나는 정신과를 수천 번 가봤구나? 지금껏 출근한 날만 해도 그 정도니, 정신과에 가면 어떻게 진료를 보는지 누구보다 잘 알게 되었다.

정신과 진료를 오시는 분들을 보면 이런 경우가 있다.
'아! 이분은 진짜 오시길 잘했다. 조금만 더 늦으셔도 고생했겠다.'
반면 이런 분들도 있다.
'이분은 좀만 더 일찍 오셨으면 좋았을 텐데 안타깝다.'
또 이런 분들도 있다.
'이분은 의원이 아니라 병원으로 가셨어야 하는데 여기 오셨구나.'

하지만 그분들이 어떻게 알겠는가. 단지 정신과 진료가 처음이었을 뿐인데. 그래서 그런 분들을 위해 이 책을 쓴다. 이 책은 정신과에 가기를 고민하고 있는, 또는 다니고 있는 분들을 위해 쓰였다.

정신과 진료를 받으려다 보면 누구나 처음이기에 낯설고, 그렇기에 궁금한 사항들이 많다. 그래서 이 책은 정신과의 다양한 면모들을 쉽게 풀어서 알려준다.

PART 01은 정신과 방문학 개론으로, 정신과 병원, 의사, 검사, 치료 등 정신과에 내원하는 사람이 마주할 수 있는, 거의 모든 진료의 속살이 담겨 있다.

구체적으로 PART 02부터 PART 05에서는 환자들이 정신과에 방문하는 증상과 질환의 종류에 따라 어떤 곳에 방문해 어떻게 치료하면 좋은지 자세히 알아본다. PART 02에서는 동네 정신과 의원부터 우선으로 방문하면 좋은 질환을 다루었다. PART 03에는 큰 병원 정신과에서 주로 치료하는 질환으로, 의원급에서 치료하기도 하지만 경우에 따라 입원치료도 많이 고려하기 때문에 정신과 병원 진료를 추천하는 질환들을 모았다. PART 04에는 정신과 의원 중에서도 정신치료를 주로 하는, 정신과에 방문하면 좋은 질환들을 모았다. 충분한 상담치료 및 시간이 오래 걸리는 정신분석적 면담이 필요한 질환들로, 주로 성격장애를 다루었다.

PART 05에서는 정신과에서 진단하지만, 정신보건센터나 교정시설 또는 가정 등 지역사회에서도 같이 관리해야 하는 정신과 질환들을 다루었다. 현재로서는 치료가 어려워서 관리하는 질환들이다.

PART 06에서는 일상생활에서 실천할 수 있는 팁을 구체적인 예를 통해 정신과 전문의가 직접 알려준다. 앞 파트에 나온 정신과 병원에서의 치료도 중요하지만, 이 팁들은 집에서 직접 실천하면 멘탈 관리에 도움이 될 것이다.

마지막 PART 07에서는 필자가 생각하는 정신과의 미래에 대해 간략하게 알아보고 끝을 맺는다.

정신과 진료가 처음이라면 궁금한 것이 많을 것이다. 정신과에 가면 어떤 일을 겪는지, 어떻게 하면 정신과 진료를 잘 받을지 궁금하다면, 그럼에도 정신과 진료에 살짝 부담이 있다면, 정신과 진료 전에 일단 한번 이 책을 먼저 보길 바란다.

닥터 온실

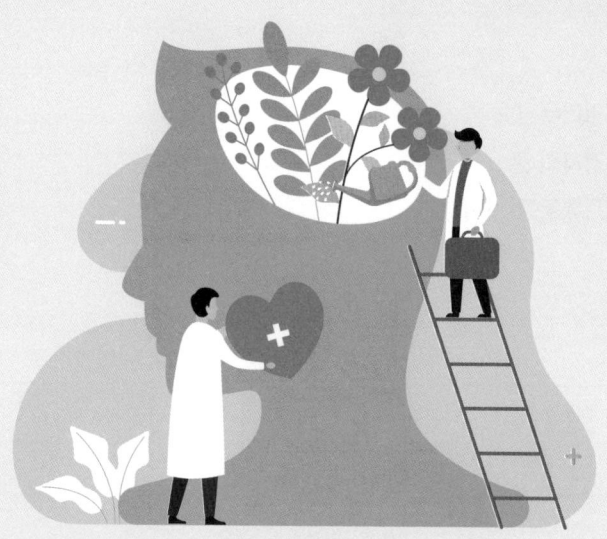

차례

일러두기 … 4
감사의 글 … 6
프롤로그 … 8

PART 01
정신과에 대해 알고 싶어요
정신과가 낯선 사람을 위한 정신과 방문학 개론

01. 내가 정신과 치료를 받아야 할 정도인가요? … 18
02. 정신과도 다 같은 정신과가 아니에요 … 25
03. 정신과 입원을 권유받았어요 … 32
04. 더 좋은 정신병원을 찾고 싶어요 … 36
05. 정신과 의사는 무슨 일을 할까요? … 41
06. 주치의 선생님이 마음에 안 들어요 … 49
07. 정신과 의사에게 내 사생활을 말하기가 꺼려져요 … 60
08. 정신과 검사는 꼭 받아야 하는 것일까요? … 65
09. 정신과 치료는 어떻게 이루어질까요? … 71
10. 약물 외에 다른 부가적 치료를 권유받았어요 … 74

PART 02 정신과 의원에 방문해보세요
동네 정신과 의원에서 주로 다루는 질환들

01. 최근 큰일이 있고부터 일상생활이 안 돼요 – 적응장애 … 84
02. 우울해서 아무것도 하기 싫어요 – 우울장애 … 90
03. 항상 심한 불안이 찾아와요 – 불안장애 … 95
04. TV에서만 보던 공황이 나에게도? – 공황장애 … 99
05. 잠을 잘 수 없어서 너무 괴로워요 – 불면장애 … 105
06. 산만한 우리 애가 혹시? 내가 혹시?
   – 주의력결핍 과다행동장애(ADHD) … 110
07. 끔찍했던 사고가 자꾸 떠올라요 – 외상후 스트레스장애(PTSD) … 116
08. 몸이 아픈데 병원에서는 이상이 없대요 – 신체화장애 … 122

PART 03 큰 병원 정신과에 가보세요
큰 병원 진료를 먼저 받는 것이 좋은 질환들

01. 언제부턴가 이상한 소리가 들려요 – 조현병 … 130
02. 이상한 생각을 떨쳐버릴 수 없어요 – 망상장애 … 136
03. 기분이 롤러코스터를 타는 것 같아요 – 양극성 정동장애(조울증) … 141
04. 혼자서는 절제가 안 돼요 – 물질사용장애 … 146
05. 우리 애가 탈선했어요 – 적대적 반항장애와 품행장애 … 151
06. 내 안에 또 다른 내가 있어요 – 해리장애 … 156
07. 단타에 빠져서 재산을 탕진하고 빚졌어요 – 도박장애 … 162
08. 집 안이 온통 쓰레기장이에요 – 저장강박장애 … 168

PART 04 정신치료를 받아보세요
약물치료도 중요하지만, 상담 치료가 병행되어야 좋은 질환들

1. 나만의 가면을 쓰고 살아요 - 연극성 인격장애 … 174
2. 삶이 의미 없어서 자꾸 자해해요 - 경계성 인격장애 … 179
3. 남과 부딪히는 것보다는 차라리 혼자가 될래요
   - 회피성 인격장애 … 185
4. 세상에서 내가 최고인 줄 알아요 - 자기애성 인격장애 … 189
5. 혼자서는 못하고 남한테 너무 매달려요
   - 의존성 인격장애 … 195

PART 05 정신과에서 진단하지만, 밖에서도 관리할 수 있어요
정신과에서 진단하고 관리하지만,
사회 및 시설에서도 관리할 수 있는 질환들

1. 나만의 세계에서 살아요 - 자폐장애 … 202
2. 지능에 따라 할 수 있는 일이 달라요 - 지적장애 … 207
3. 사이코패스는 사회에서 멀어져야만 할까요?
   - 반사회성 인격장애 … 212
4. 기억이 잘 안 나는데 치매가 아닐까 걱정돼요
   - 신경인지장애(치매) … 218
5. 문제가 생겨야 정신과에 와요 - 성도착장애 … 223

PART 06 혼자서도 할 수 있는 멘탈 관리 팁
치료는 나 혼자일 때도 계속된다! 혼자서도 가능한 셀프 정신치료법

1. 간단하게 단계별로 따라 할 수 있는 우울 관리법 … 228
2. 의식 수준을 관찰하고 가꾸어가는 일기 쓰기 … 235
3. 무의식을 엿볼 수 있는 꿈 일기 쓰기 … 243
4. 나는 소중하니까 나의 감정 그대로 느껴주기 … 251
5. 내 앞에 펼쳐진 현실을 있는 그대로 받아들이기 … 261

PART 07 닥터 온실이 생각하는 정신과 진료의 미래
지금은 진료받기 좋은 정신과, 앞으로 정신과 진료는 어떻게 될까?

1. 원격면담은 안 되는 것일까요? … 276
2. 명의의 조건 … 278
3. 앞으로 정신과 진료받는 게 어려워질지도 모른다 … 281
4. 좋은 의사가 살아남는다 … 285

집에서도 혼자 할 수 있는 멘탈 관리 일일 체크리스트 … 287

정신과에 대해 알고 싶어요

정신과가 낯선 사람을 위한 정신과 방문학 개론

정신과 진료가 처음인 분들은 정신과가 낯설다. 이미 정신과 진료를 받고 있더라도 다른 정신과 병원은 어떤지 궁금한 분들도 있을 것이다. 이런 분들을 위해 현재 우리나라 정신과 진료에서 환자분들이 궁금해할 만한 내용만 정리해봤다. 정신과 전문의가 직접 알려주는 정신과 진료의 다양한 면모를 알아보자.

내가 정신과 치료를 받아야 할 정도인가요?

가장 중요한 기준은 '일상생활이 가능한가?'이다

얼마 전, 친척에게서 전화가 왔다. 지인이 정신적으로 아프다는 내용이었는데, 진료를 거부하고 있어서 정신과 입원이 필요한 정도인지 물어보는 전화였다. 원칙적으로 전화로 진료하는 것은 불가해서 증상만 간략하게 듣고 조언해드리는 정도에 그쳤지만, 이런 일을 겪고 나니 사람들이 어떤 경우에 정신과에 내원해야 하는지 모르고 있다는 생각이 들었다.

많은 사람이 정신과에 가기를 꺼린다. 정신과 이용을 꺼리는 이유에는 많은 것이 있겠지만, 대표적으로 정신과 진료에 대한 안 좋은 이미지가 클 것이다. 정신병자라고 놀림받을 것 같고, 기록이 남을 것 같고,

낙인찍힐 것 같은 기분 말이다. 정신과에 대한 선입견이 없을지라도 단지 병원에 가는 것이 불편하고 귀찮아서 병을 묵히다가 오는 경우도 상당수 존재한다. 따라서 우리는 이런 불상사를 예비하기 위해서라도 언제 정신과에 가야 하는지, 어떤 경우 정신과 진료가 필요한지 숙지할 필요가 있다.

사람들은 다양한 증상으로 정신과에 내원한다. 그런데 각각의 증상에 따른 정신과 내원 기준을 모두 숙지하고 있기는 어렵다. 하지만 다양한 증상에도 불구하고 항상 적용되는 원칙이 있다. 정신과 진료 필요성의 가장 큰 기준은 '일상생활에 문제가 생기는가?'이다. 어떤 증상이 있든, 증상의 수가 몇인지는 중요하지 않다. 정신적 증상으로 인해 일상생활이 불가능할 정도가 되었다면 정신과 진료가 필요하다.

정신과에서 가장 널리 쓰이는 진단체계인 표준 진단체계 DSM-5에서도 일상생활에 문제가 생기는지를 거의 대부분의 질병에서 명시하고 있을 정도로, 일상생활에 문제가 생기는지의 여부는 중요하다. 다음 실제 진단기준으로 보면 B 항목에서 일상생활에 문제가 생기는지 여부를 명시하고 있다.

주요 우울장애(Major Depressive Disorder)

진단기준

A 다음의 증상 가운데 다섯 가지(또는 그 이상)의 증상이 2주 연속으로 지속되며 이전의 기능 상태와 비교할 때 변화를 보이는 경우, 증상 가운데 적어도 하나는 (1) 우울 기분이거나 (2) 흥미나 즐거움의 상실이어야 한다.
주의점 : 명백한 다른 의학적 상태로 인한 증상은 포함되지 않아야 한다.

1. 하루 중 대부분 그리고 거의 매일 지속되는 우울 기분에 대해 주관적으로 보고(예 : 슬픔, 공허감 또는 절망감)하거나 객관적으로 관찰됨(예 : 눈물 흘림 / 주의점 : 아동·청소년의 경우는 과민한 기분으로 나타나기도 함)
2. 거의 매일, 하루 중 대부분, 거의 또는 모든 일상 활동에 대한 흥미나 즐거움이 뚜렷하게 저하됨
3. 체중 조절을 하고 있지 않은 상태에서 의미 있는 체중의 감소(예 : 1개월 동안 5% 이상의 체중 변화)나 체중의 증가, 거의 매일 나타나는 식욕의 감소나 증가가 있음(주의점 : 아동에서는 체중 증가가 기대치에 미달되는 경우)
4. 거의 매일 나타나는 불면이나 과다수면
5. 거의 매일 나타나는 정신운동 초조나 지연(객관적으로 관찰 가능함. 단지 주관적인 좌불안석 또는 처지는 느낌뿐만이 아님)
6. 거의 매일 나타나는 피로나 활력의 상실
7. 거의 매일 무가치감 또는 과도하거나 부적절한 죄책감(망상적일 수도 있는)을 느낌(단순히 병이 있다는 데 대한 자책이나 죄책감이 아님)
8. 거의 매일 나타나는 사고력이나 집중력의 감소 또는 우유부단함(주관적인 호소나 객관적인 관찰 가능함)
9. 반복적인 죽음에 대한 생각(단지 죽음에 대한 두려움이 아닌), 구체적인 계획 없이 반복되는 자살 사고, 또는 자살 시도나 자살 수행에 대한 구체적인 계획

B 증상이 사회적·직업적 또는 다른 중요한 기능 영역에서 임상적으로 현저한 고통이나 손상을 초래한다.

출처 : DSM-5

일상생활에 문제가 생기는 것을 알아보는 것은 간단하다. '평소에 다니던 학교에 다니기 어려워졌다', '정신적 증상 때문에 직장을 그만두었다', '엄마로서 역할을 할 수 없어졌다', 이런 예시가 대표적인 예다.

정신과 진료가 필요하지 않을 수도 있다

내 일상생활 중 핵심 영역을 차지하고 있던 학업, 직업, 양육 등의 행위를 할 수 없어지는지가 중요하다. 정신적 증상이 있을지라도 그럭저럭 생업을 계속할 수 있다면, 굳이 정신과 진료가 필요하지 않을 수 있다.

대표적인 예가 치료가 종료된 이후에 환청이 있음에도, 그것이 환청임을 깨닫고 살아가는 조현병 환자다.

> C씨는 30대의 조현병 환자다. 20대에 조현병으로 처음 진단된 이후, 한 달의 입원치료를 통해 환청과 망상이 많이 좋아졌다. 하지만 여전히 혼자 있을 때면 누군가 지시하는 소리가 들린다고 한다. 하지만 C씨는 이것이 환청임을 알고 있으며, 다른 사람과 이야기하거나 사람들이 많은 곳으로 가면 환청이 사라져서 일하는 데도 큰 지장 없이 회사를 잘 다니고 있다.

이런 환자들은 병식(病識)이 충분하기 때문에 일과를 잘 영위하며, 정신과적 개입이 필요치 않다. 하지만 환청보다 훨씬 덜하게 인식되는 불안이나 우울이 주된 증상이어도, 그 증상이 심해 일과를 지속할 수 없을 정도라면 정신과에 내원해야 한다.

또한 증상이 있어도 일상생활이 가능할 정도로 경미하다면 굳이 정신과에 내원할 필요는 없다. 증상이 경미한 경우에는 혼자서도 이겨낼 수 있는 방법이 있으며, 이러한 방법들을 먼저 시행해볼 필요가 있다.

증상이 일상생활도 어려울 정도라면, 다음 장에서 소개된 내용에 따라 병원을 선택해 내원해보는 것을 추천한다. 이 책의 PART 02에서부터는 각각의 증상에 따라 어떤 종류의 진료를 받는 것이 유리한지 기술해놓았다. 간략하게 살펴보자면 우울, 불안, 불면, 공황, 외상후 스트레스 등의 증상은 의원급을 찾아가 보는 것이 좋다. 환청, 자살 생각, 자해 시도, 알콜 중독 등의 증상은 먼저 입원실이 있는 병원급에 방문하는 것이 좋다. 이 외의 증상은 증상의 심각도에 따라 병·의원 필요도가 달라지기 때문에, 어느 곳이든 가까운 곳에 방문하면 좋다.

정신과 진료가 필요하지 않더라도 정신과 진료를 받는 경우

그런데 진료가 필요 없을 정도로 증상이 경미하더라도 정신과 의사의 도움을 얻어 해결하고자 하는 경우가 있다. 다음 사례들을 살펴보자.

> A씨는 심리상담사로 일하면서 자신이 직면한 심리적 문제에 대해 고민하고 있다. 일하면서, 그리고 상담 심리학을 배우면서 자신이 정신적으로 인격장애 성향이 강한 것을 알게 되었다. 이 성향은 심리상담가로 일하는 데 문제없는 수준이긴 하지만, A씨는 자신의 치료적 지평을 더 넓히기 위해 정신분석을 받기로 했다.

> 50대의 부인 B씨는 자식들을 다 키우고 나서 찾아온 공허감에 정신과를 내원했다. 물질적으로도 풍족하고 자식들도 어느 정도 커서 안정감이 있는 상태이지만, 뭔지 모를 불안감과 공허감이 있다고 했다. 또한 은퇴 이후 마주하는 인간관계에서 지속해서 사소한 트러블이 생겨서 은퇴 이후의 삶에 만족하지 못하는 상태였다. 초기 면담 시 B씨에게는 연극성 인격 성향이 관찰되었고, 이에 정신과 의사는 부인 B씨에게 정신분석적 정신치료를 권유했다.

이런 경우는 정신분석적 정신치료를 하는 의원에 내원해 정신분석을 받아보는 것이 도움이 된다. 꼭 약물치료가 아니더라도, 개인의 인격적 치유를 위해 정신분석적 정신치료가 시행되는 경우가 많다. 이런 경우는 PART 04에서 자세하게 다룰 예정이다.

어디서는 병이지만, 어디서는 아닐 수 있다

또 다른 경우로 한 사회군에서는 정신적 질병 수준으로 인식되는 것이, 다른 사회군에서는 그렇지 않은 경우가 있다. 식인부족에서는 당연시 여겨지는 식인문화가 문명사회로 나왔을 때 카니발리즘(cannibalism)이 되어 정신병으로 인식되는 것이 대표적 예라고 하겠다.

또한 각 사회군마다 존재하는 독특한 정신병적 문제도 있다. 세계적으로 인정받는 정신과 진단체계인 DSM5에 정식 수록된 것은 아니지만, 정신과 교과서에서 흔히 찾아볼 수 있는 우리 사회만의 정신질환인 화병 같은 것이 그 예다. 최근에는 우리나라도 적극적으로 말하는 문화가 발달하기 시작해서 화병의 존재가 거의 사라지고 있기는 하지만 말이다.

정신과 질병은 다른 과의 질병이 명확한 진단기준이 있는 것에 비해, 객관적 진단수치가 존재하는 질병은 기면증을 제외하곤 찾아보기 힘들다.

정신과에서 쓰이는 객관화된 심리평가 도구들 또한 진단의 신뢰성을 높이기 위한 보조도구일 뿐, 그러한 설문지들이 진단을 직접 내려주지는 않는다. 따라서 정신과 질병이 치료가 필요할 정도인지 제대로 진단되기 위해서는 숙련된 전문가의 인문 사회학적 경험을 토대로 한 심층면담이 필요하다.

정신과도 다 같은 정신과가 아니에요

정신과에서는 어떤 진료를 할까?

정신과는 정신과 환자의 진료를 본다. 그런데 같은 정신과 이름을 달고 있어도 진료 스타일이 다 다르다. 아마 흔하게 접할 수 있는 다른 과들의 진료와는 조금 다를지도 모른다. 보통 우리는 병원 진료를 볼 때 접수하고 기다리다가, 이름이 호명되면 들어가서 간단한 문진과 진찰을 받고 약을 처방받아온다. 심각한 경우나 진찰이 길어지는 경우가 아니라면 대부분 이것으로 진료는 끝난다. 그러면 약을 처방받은 후, 약을 받아가서 잘 복용하면 된다.

하지만 정신과 진료는 다르다. 정신과 병원과 정신과 의원 치료가 다르고, 의원마다도 치료 스타일이 분화되어 있다. 그래서 가장 기본적으로 환자분들이 알아야 할 정신과 병·의원에 따른 진료 스타일의 차이를 먼저 짚고 넘어가겠다.

먼저, 가장 쉽게 접할 수 있는 정신과 의원이다. 우리는 정신과를 찾을 때 여타 다른 병원 찾듯이 인터넷에 접속할 것이다. 그리고 우리나라 사람들 대부분이 쓰는 검색엔진인 초록 창에 들어가서 '정신과'라는 검색어를 칠 것이다. 맛집이나 해외 정보면 인스타나 구글을 사용할 수도 있겠지만, 병원은 초록 창이 보편적이다.

그렇게 검색하면 어떻게 나올까? 내 주변을 기준으로 한 지도에서 찾아보면, 아마 가장 흔하게 나오는 검색 결과는 ○○정신건강의학과 '의원' 또는 ○○신경정신과 '의원' 또는 ○○ '의원'일 것이다. 이 검색 결과들은 의원으로 끝나는 공통점이 있다. 그리고 아무 정신과 의원이나 클릭해 들어가보면 정신건강의학과 전문의가 근무하고 있다고 나온

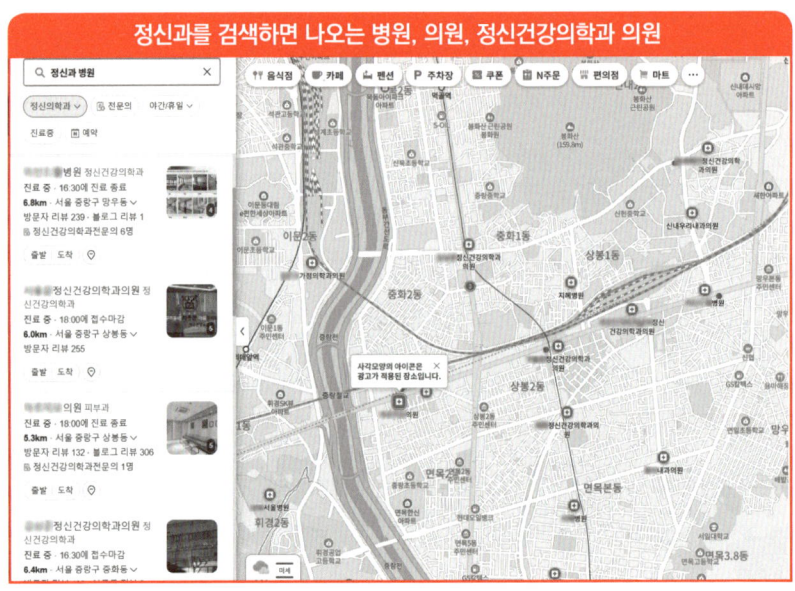

출처 : 네이버 지도

다. 그렇다면 정신과 전문 의원이 맞다. 근데 병원이 아니고 의원이라니. 어디서 주워들은 정보에 따르면, 의원은 전문의가 아닌 것 같기도 하고, 헷갈릴 수 있다.

결론부터 말하면, 요즘은 검색으로 근무하는 전문의의 숫자까지 볼 수 있으므로 조금만 손품을 팔면 된다. 정신건강의학과 전문의가 근무하고 있다면 그 병원은 정신과 진료를 전문으로 하는 의원이 맞다. 하지만 간혹가다 예외가 있는데, 정신과 전문의라도 '비만' 치료에 집중하거나, '수면' 치료에 집중하는 등 특정 치료에 집중하는 경우가 있다. 이 경우는 병원 소개나 이름에 ○○비만 클리닉 또는 ○○수면 클리닉 등으로 기재해 환자들에게 정보를 준다. 이 병원들은 일반적인 정신과 진료와는 다른 세부적인 부분만 진료하기 때문에 일반적인 정신과를 생각한다면 다른 병원을 찾으면 된다.

또 개중에는 정신건강의학과 전문의임에도 정신과 진료가 아닌 피부과 진료 등 다른 과목 진료에 집중하는 곳이 있는데, 이 경우, '○○의원'과 같이 병원 이름에 정신과라고 표기하지 않고, 병원 소개에 진료 과목을 여러 가지로 써놓는다. 이런 곳 또한 일반적인 정신과 진료와는 거리가 멀 수 있다는 것을 알아야 한다.

정신과 의원을 나누는 세 가지 분류

그렇다면 이제 우리가 생각하는 마음이 아파서 내원하는 일반적인 정신과 의원에 대해 본격적으로 이야기해보자. 정신과 의원은 크게 세

가지로 분류된다.

첫 번째는 정해진 예약 시간이 있는 의원이다. 시간이 나뉘어 있고 예약제로 운영된다. 정해진 시간이 있어서 처음에 예약을 잡으려면 첫 진료까지 좀 기다릴 수 있겠지만, 내 시간이 정해져 있어 그 시간 안에서는 눈치 보지 않고 편하게 정신과 의사와 면담할 수 있다. 면담 위주의 치료가 이루어지며, 약물치료가 보조적으로 사용된다. 요즘 젊은 층이 선호하는 진료 형태여서 최근 많이 생기고 있는 의원들이다.

두 번째는 예약을 따로 받지 않는 정신과 의원이다. 예전에는 거의 모든 정신과 의원이 이렇게 운영되었다. 정해진 시간이 따로 없어서 언제든지 내원해도 되는 장점이 있지만, 혹시라도 대기 인원이 많은 경우 오랜 시간 기다릴 수도 있는 단점이 있다. 하지만 이런 의원의 경우, 대부분이 장시간의 면담치료보다는 오래 기다리지 않고 약을 타기 위해 내원하는 경우가 많아서, 진료가 예약제 의원보다는 비교적 짧게 이루어지는 경향이 있다. 물론 긴 상담을 원한다면 가능하긴 하지만, 대기 환자가 많은 경우 환자들이 오히려 눈치를 보기도 한다.

세 번째는 첫 번째와 두 번째 의원의 방식을 혼합한 의원이다. 예약제로 운영되지만, 예약자 중간중간 대기를 해도 좋은 경우 비예약 환자도 받아서 기존에 타가던 약물만 받아가는 정도는 가능하게 하는 의원이다. 많은 의원이 이렇게 운영되고 있으며, 첫 번째와 두 번째 의원의 장점은 살리고 단점은 보완하는 의원이기 때문에 이런 방식이 선호된다. 다만 오랜 진료 시간이 필요한 환자의 경우는 아무래도 중간중간 내원하는 비예약 환자들 때문에 눈치 보지 않아도 되는 첫 번째 진료 형태를 선호하기 때문에 최근 첫 번째 의원들도 늘어나는 추세다.

이러한 진료 형태는 예약하려고 하면 쉽게 파악할 수 있다. 예약을 아예 받지 않고 그냥 오시면 된다고 한다면 두 번째 형태의 의원이다. 예약만 받고 예약하지 않으면 진료가 어렵다고 한다면 첫 번째 형태의 의원이다. 예약 진료 및 비예약 진료, 둘 다 가능하다면 세 번째 의원이다. 환자들 모두 자신이 원하는 형태의 정신과 진료가 있을 것이다. 약이 맞는다고 생각하는 사람이 있고, 약보다 면담이 더 필요하다고 생각하는 사람이 있을 것이다. 이럴 때 각 정신과 의원의 진료 유형을 파악하고 있다면, 자신에게 맞는 정신과를 좀 더 효율적으로 찾을 수 있다.

큰 병원에 가보라는 이야기를 들었다

하지만 여기서 끝이 아니다. 정신과 의원에 내원했더니, 의사가 심각한 표정을 지으면서 다음과 같이 말한다.
"여기서는 치료가 좀 어려울 것 같고요. 큰 병원에 가보시는 게 좋을 것 같습니다."
이때 등장하는 큰 병원이 바로 종합병원 혹은 대학병원(3차 병원이라고 한다)이다. 정신과 의원급에서는 다루기 어려운 정신질환일 때, 전문의는 더 큰 병원인 종합병원급으로 환자를 보낸다. 여러 과를 동시에 진료하는 큰 병원이 '대학'을 끼고 있으면 대학병원이고, 진료만 한다면 종합병원이라고 봐도 무방하다. 둘의 차이는 학생들을 가르치는지, 아닌지에 있다. 이런 말을 들었을 경우, 종합병원이든 대학병원이든 그저 가까운 큰 병원으로 내원하면 된다. 그러면 그곳에서 질환에 알맞은 정밀 검사를 한 후, 필요한 경우 입원을 권유하고, 그렇지 않다면 외래 통원 치료를 권유할 것이다. 그런데 간혹 이런 경우가 있다. 입원은 해야 하는데 대학병원에 자리가 없거나, 대학병원 외래 예약을 해야 하는데 진료가 가득 차서 너무 오래 기다려야 하는 경우다. 이런 경우는 어떻게 해야 할까? 여기서 등장하는 것이 정신과 전문병원이다.

정신과 전문병원은 종합병원처럼 여러 과를 보는 병원은 아니지만, 정신과 의원과 달리 입원 병동을 가지고 있다. 정신과 의원에서 입원 병실이 추가된 형태로 이해하면 편하다. 그래서 입원치료가 필요한 환자가 입원도 할 수 있다. 정신과 전문병원이 앞선 대학병원 혹은 종합병원과 다른 점은 오직 '정신과' 환자만 진료를 보고 입원이 가능하다는 점이다. 정신과 이외에 다른 과에서 치료해야 할 문제가 있다면, 대학병원이나 종합병원에 내원해야 한다. 하지만 종합병원에서 이미 정신과 문제만 있는 것으로 판명되었는데, 입원 자리가 없거나 혹은 종합병원이 너무 멀거나 하면 가까이 있는 정신과 전문병원을 소개해주기도 한다. 이런 경우 굳이 대학병원 혹은 종합병원을 이용할 필요 없이 가까이 있는 정신과 전문병원에 꾸준히 다니면 된다.

그렇다면 정신과 전문병원은 꼭 대학병원이나 종합병원 이용이 어려운 사람만 다녀야 할까? 그것은 아니다. 주변에 의원보다 오히려 정신과 전문병원이 가깝고 편해서 정신과 전문병원으로 내원하는 경우가 있고, 대학병원에 비해 덜 복잡하게 입원치료를 하기 위해 대학병원보다 먼저 정신과 전문병원을 알아보고 방문하는 경우도 종종 있다. 정신과 전문병원의 특성상 입원까지 할 정도의 중증 환자들이 많이 방문하기 때문에, 치료 또한 면담치료보다는 약물치료 위주로 진행된다. 따라서 긴 시간의 면담치료를 원하는 환자들은 정신과 전문병원에 방문했다가도 정신과 의원의 치료가 본인에게 맞는다고 판단해 의원급을 찾아가기도 한다.

우리 주변에서 볼 수 있는 병원의 수는 의원이 가장 많고, 다음이 종합병원과 대학병원, 그다음이 정신과 전문병원이다. 자, 여기까지 알았으면 이제 본격적으로 정신과 진료로 들어가보자.

정신과 입원을 권유받았어요

내가 정신과 입원이라니?

입원 병실이 있는 병원급 정신과에 다니다 보면, 다음과 같은 말을 듣는 경우가 있을 것이다.

"아무래도 입원하셔야 할 것 같습니다."

이 말을 본인이 들었거나, 주변 사람이 들어본 적이 있다면 듣는 순간부터 당황할 수 있다. 다른 진료과 입원과 달리 정신병동의 이미지는 무언가 무섭기 때문일 것이다.

정신과에서 의사가 환자의 입원을 권유하는 이유는 환자가 현재 질환으로 인해 자해나 타해 위험이 있어 환자에게 위험한 자극이 될 수 있는 사회로부터 환자를 보호하기 위해서다. 하지만 이러한 이유에도 정신과 입원 자체에 대해 궁금할 수 있으니, 지금부터 정신과 입원에 대해 처음부터 끝까지 다각도로 알아보자.

대학병원에서의 입원 vs 정신과 전문병원에서의 입원

정신과의 입원은 크게 두 범주로 나눈다. 대학병원(혹은 종합병원)에서의 입원과 정신과 전문병원 입원이다. 대학병원과 정신과 전문병원의 차이는 이미 앞에서 다룬 바 있다. 그렇다면 두 곳은 입원에서 어떤 차이가 있을까? 그리고 나는 어디에 입원하는 것이 좋을까?

어느 곳에 입원이 적합한지는 당연히 환자에 따라 다르다. 의사들은 질환이 처음 발병한 경우라면 대학병원 입원을 추천하고, 재발부터는 정신과 전문병원 입원을 권유하는 편이다. 왜냐하면 처음 발병한 병은 질환의 확진을 위해 면밀한 검사가 필요하므로, 아무래도 검사의 종류가 다양하고 정신과 외의 다른 과와 협진까지 가능한 대학병원이나 종합병원 수준의 입원이 적당하다. 이렇게 하면 환자가 정신과 질환만 있는 것인지, 아니면 다른 과 질환이 정신과 질환과 혼동되고 있는 경우인지 자세하게 알 수 있다. 반면 재발이라면 이미 병에 대한 파악이 어느 정도 되었고 효과가 있는 약까지 밝혀진 경우가 많아서, 정신과 전문병원에 입원하는 것이 효율적이다.

개방병동 vs 보호병동

그렇다면 한 병원 내에서의 입원이 다 같은가 하면 또 그런 것만은 아니다. 개방병동과 보호병동이라는 시스템이 존재하기 때문이다. 개방병동은 우리가 흔히 생각하는 다른 과에 입원할 때 보는 그런 병동이다. 개인의 출입이 자유롭고, 딱히 핸드폰 사용 등의 제약도 없다.

반면 보호병동은 예전에 폐쇄병동이라고 불렸을 만큼 일단 문이 잠겨 있어 외부로부터 자유롭게 출입할 수 없다. 그만큼 폐쇄성도 강해 핸드폰 사용 및 흡연 등도 제한되는 편이다. 핸드폰 사용에 대해 의문을 가지는 사람들이 많은데, 환자의 자유를 제한하려는 것보다는 핸드폰 사용에서 파생되는 각종 문제(도박, 돈의 무분별한 사용, 타인에 대한 욕설 메시지 등)와 외부와의 접촉을 차단하기 위한 목적이다. 즉, 치료적 목적으로 핸드폰을 걷는 것이다. 치료적으로 문제가 되지 않을 경우, 한시적으로 시간을 정해놓고 사용하는 병동도 있다. 또한 흡연 등의 문제로 산책 시간을 허용하는 병동도 있으니 미리 알아보고 입원하는 것이 좋다.

정신과 전문병원에 대해

개방병동과 보호병동은 대학병원과 정신과 전문병원 수준 모두에서 찾아볼 수 있지만, 요즘은 관리의 어려움으로 개방병동이 많이 없어지는 추세라 일부 대학병원에만 개방병동이 남아 있고, 대부분은 보호병동을 운영한다. 보호병동만 운영하는 정신과 전문병원들은 대부분 대도시와는 다소 떨어진 한적한 곳에 위치하고 있다. 그래서 사람들에게

'언덕 위의 하얀 집 괴담' 같은 이미지로 거부감을 자아내기도 하지만, 정신과 전문병원들이 대부분 한적한 곳에 위치하는 것은 경제적 측면과 치료적 측면 두 가지 때문이지, 환자들을 도시와 먼 곳에서 격리하기 위함이 아니다.

일단, 도시와 먼 시골은 넓은 건물 짓기가 용이하다. 병실도 널찍널찍하게 지을 수 있어서 더 쾌적하다. 치료적 측면에서도 산속의 맑은 공기와 도시의 번잡함에서 벗어난 환경이 환자들에게 안정감을 준다. 환자 중에서는 이런 전문병원에서 시행하는 산책 시간을 손꼽아 기다리는 환자들도 많다. 환자들은 산책하는 동안 자연과 교감하며 각종 간단한 운동도 하면서 잘 지낸다.

그럼에도 불구하고 정신과 전문병원이라 하면 아직까지도 사람들의 시선에는 다소 혐오시설의 이미지가 뇌리에 각인되어 있는 것 같아 마음이 편하지만은 않다. 얼른 사람들의 의식이 바로잡혀서 정신과 전문병원이 그 역할만큼의 위상을 인정받는 날이 왔으면 좋겠다.

더 좋은 정신병원을
찾고 싶어요

더 나은 정신과 병원은 없을까?

주변 이야기를 들어보면 환자들에게 정신과 병원은 아직 거리가 먼 것처럼 보인다. 정신과 병원도 여기저기 많이 생겨서 선택의 폭이 넓어졌다고는 하지만, 이곳저곳 방문해보기도 좀 그렇고, 처음 갈 때는 초진이라고 예약 잡기도 힘들고 각종 검사까지 부담되기 일쑤다. 그렇다면 어떻게 좋은 정신과 병원을 구분해서 갈 수 있을까?

현실적으로 정신과 병원에 내원하기 전부터 그 병원이 어떤지 파악하는 것은 쉽지 않다. 요즘 각종 리뷰가 인터넷에 만연하다고 하지만, 모든 진료 원장에 대한 리뷰가 써 있지는 않다. 거기다가 사람마다 원하는 진료 스타일이 다르기 때문에, 어떤 이에게는 맞지 않는 정신과 병원이, 어떤 사람에게는 찰떡궁합의 정신과 병원이 될 수도 있다. 이러한 어려움에도 불구하고 다음 사항들을 미리 생각해본다면 나에게 맞는 병원을 고르기 위해 좀 더 나은 선택을 할 수 있을 것이다.

병에 따른 구분

가장 중요한 고려 요소는 질병의 종류에 따른 구분이다. 자신이 정신증(psychosis : 조현병, 양극성 정동장애 등의 질환) 쪽이라면 치료 도중 입원치료까지 고려해볼 수 있고, 초기 진단에서 정밀 진단과 치료 계획 수립이 필요하기 때문에 될 수 있으면 큰 병원으로 가봐야 한다. 그 이외의 신경증(neurosis : 불안장애, 신체화장애, 공황장애 등의 질환) 쪽이라면 외래 기반의 의원급의 방문을 추천한다. 약물치료와 더불어 충분한 상담 시간을 확보할 수 있다. 또한 인격장애(성격의 문제)인 경우, 깊은 면담치료가 동반되기 때문에 상담이나 정신치료를 위주로 하는 치료기관을 방문해야 한다.

거리

병의 종류에 맞춰서 의료기관을 탐색했다면, 그다음으로 고려해봐야 할 것은 거리다. 치료기관과의 거리는 환자들의 치료 순응도와 직결된다. 즉, 병원이 멀수록 환자들이 계속 치료를 유지할 확률이 떨어진다. 그도 그럴 것이 병의 상태는 시시각각으로 변하는데, 혹시 상태가 변하더라도 병원이 너무 멀면 다시 내원해서 조언을 듣기 어렵기 때문이다. 그렇기 때문에 귀찮기도 해서 병을 방치하다가 병의 상태가 나빠져서 병원에 방문하지 않게 되는 경우도 왕왕 있다. 병원이 가까울수록 병의 상태가 바뀌었을 때 대처도 빨리할 수 있고, 평소의 치료 순응도도 높다. 같은 종류의 병원이라면 이왕이면 가까운 곳부터 방문해보자.

시간

세 번째로 고려해볼 점은 시간이다. 정신과 병원도 병원마다 진료 시간이 제각각이다. 요즘 쉽게 접할 수 있는 의원급 의료기관은 아침 10시부터 밤 8시까지 진료하는 것이 트렌드이고, 20분 혹은 30분 단위로 예약을 잡아서 진료하는 경우가 많다. 하지만 진료 가능 시간은 9시~6시, 혹은 9시~5시 등 병원마다 다르기 때문에 내원 전에 미리 체크해봐야 한다. 또한 예약제가 아닌 방문 우선제를 시행하는 경우도 많아서, 환자가 많은 경우 오래 기다리고, 환자가 적으면 조금 기다려서 진료를 받아야 하는 병원들도 있다. 따라서 예약제인지, 아닌지의 여부도 체크해서 내가 선호하는 쪽을 골라야 한다. 보통 면담치료를 선호하는 편이면 예약제 의원을, 약물치료가 주로 필요한 경우는 방문 우선제를 추천한다. 왜냐하면 방문 우선제 병원은 대기가 그렇게 많지 않은 경우가 대부분이기 때문이다.

비용

네 번째로 고려해볼 점은 진료비용이다. 면담치료를 주로 하는 예약제 의원은 면담비용이 추가로 청구되기 때문에 비교적 치료비를 더 내야 한다. 또한 각종 검사를 정기적으로 시행하는 병원일수록 진료비가 더 많이 청구되고, 그만큼 자신의 질병에 대해 얻을 수 있는 정보 또한 많아진다. 첫 내원이라면 진료비가 좀 더 들더라도 자세한 검사를 통해 나의 병을 잘 파악하고, 질병에 대해 어느 정도 파악이 되었다면 주기적인 검사를 하는 것을 추천한다.

이 외에도 인격장애 치료의 경우, 정신분석적 정신치료가 필요한 경우가 많기 때문에 긴 면담 시간만큼 진료비 또한 많이 들기에 치료 고려에 중요한 인자가 된다.

자신의 성실성

성실성이 정신과 치료에 고려 요소가 되는 이유는, 환자인 자신이 정신과 질환의 영향을 받기 때문이다. 평소에 성실한 사람이라도 우울증과 같은 정신질환에 노출되면 성실성이 급격히 저하되기 마련이다. 따라서 질환이 성실성을 저해하는 경우, 혹은 평소에도 자신의 성실성이 못미더웠던 경우라면, 이끌어주는 의사가 있는 병원에 방문하는 것이 좋다. 다소 지도적으로 환자를 이끌어가는 성향을 가진 의사가 있을 수 있고, 부드럽게 서포트해주지만 강단이 좀 부족한 의사가 있을 수 있다. 어느 의사가 좋은지는 당연히 내 질환이 어떤지, 내 성향이 어떤지에 따라 판가름나기 때문에 나의 성실성에 맞춰서 이 병원의 의사 선생님이 나에게 맞는 의사인지 결정한다.

환자의 연령

진료에 임하면서 많이 겪는 문제다. 정신과 치료에 연령이 무슨 상관이 있냐 싶겠지만, 정신과 의원마다 진료 스타일이 조금씩 다르기 때문에 연령 또한 고려해야 한다. 어떤 사항인지 한번 보자.

요즘 생기는 의원의 경우, 환자가 내원하면 대부분 전자식 차트를 통해 척도 검사를 시행한다. 이 중에는 심지어 집에서 메신저를 통해 척도 검사를 미리 해서 제출하는 경우도 있다. 따라서 전자기기나 전자식 차트에 익숙하지 않은 어르신들은 이러한 진료 형태가 다소 제한된다.

또한 이러한 척도 검사 결과가 메신저로 발송되는 경우가 많기 때문에 검사 결과를 자세히 볼 혜택도 누리기 어렵다.

    그렇다면 어르신들은 척도 검사를 하지 못하는 것일까? 다행히 예전에(대략 2020년 이전) 생긴 의원들의 경우, 척도 검사를 수기로 하거나 아예 척도 검사를 시행하지 않는 의원들도 있다. 또한, 일부 병원은 전자식 차트를 도입하지 않고 여전히 수기로 하는 경우도 있다. 따라서 전자 차트에 익숙하지 않은 어르신들의 경우 생긴 지 시간이 다소 경과된 의원을 방문해야 진료받는 데 어려움을 겪지 않는다.

정신과 의사는
무슨 일을 할까요?

흔히 사회적 보편 인식(common sense)을 가진 사람이 훌륭한 정신과 의사가 될 수 있다. 그렇기에 정신과 의사는 너무 괴짜여도 안 되고, 한 분야에 너무 몰두해서도 안 되며, 여러 분야를 두루 섭렵하고 경험이 많은 사람이어야 한다. 그리고 정신과 질환은 이런 사람에 의해 진단되고, 치료되어야 한다.

정답이 없는 곳에서 정답을 찾는 정신과 의사

의사는 의대에 입학한 이후 현존하는 모든 과목을 다 배운 뒤에 그중에서 맞는 전공과목을 선택해야 한다. 물론 어렸을 때부터 의사를 꿈꾼 사람들이라면 전공과목까지 생각하고 의대에 입학하는 경우가 있겠지만, 필자의 경우 의학에 관한 배경지식이 고등학교 때까지 전무했기 때문에 의대에 입학한 이후 전공과목을 알아가면서 선택해야 했다. 갓 의대에 입학한 풋내기 시절에는 문과적 성향이 다분한 본인의 성격을 잘 알기에 그나마 문과와 가장 가까운 학문인 정신과학에 대해 막연한 기대가 있었다. 이 기대가 확신으로 이어진 것은 의대 실습생 시절이다.

의과대학에서는 4년간 배운 것을 다시 2년간 실습하며 각 과목을 직접 체험할 기회가 있다. 대부분의 실습에서는 입원환자를 실제 진료하는 것처럼 배정받고, 치료 계획을 수립해서 발표하는 케이스 콘퍼런스 시간을 갖는다. 많은 실습 학생이 정신과 폐쇄병동에 대해 깊은 인상을 갖게 되는 정신과 실습인데도, 나에게 강한 인상을 심어준 것이 바로 이 정신과 케이스 콘퍼런스였다.

정신과의 환자 케이스 발표는 다른 과의 환자 케이스 발표와는 사뭇 다른 특징이 있다. 정신과가 아닌 다른 진료과 케이스 발표에서 환자는 주로 숫자나 영상으로 표시된다. 따라서 발표 내용이 간결하며, 숫자나 영상 안에서 치료 계획을 수립하기 때문에 답이 정해져 있는 경우가 많다. 예를 들어 특정 수치가 넘어가면 수술을 하고, 그렇지 않으면 하지 않는 식으로 명확한 편이다.

하지만 정신과 환자 케이스는 마치 이야기책을 보는 것 같다. 다른 과에서는 몇 줄 적혀 있는 환자의 병력이, 정신과에서는 A4 용지 한 장 꽉 차게 빼곡히 적혀 있다. 그뿐만 아니라 환자의 과거력, 가족 사항, 사회력 등이 모두 기재되어 있다. 환자는 숫자나 영상 정보가 아닌, 이야기로 구성된다. 정신과 의사는 거기에서 정답을 찾아야 한다. 하지만 이는 사람 사는 이야기이기 때문에 의사마다 포인트가 다를 수 있고,

따라서 치료도 차이가 날 수 있다. 심지어 명확한 정답이 없을 때도 있다.

　이런 케이스 콘퍼런스를 보고 순수 이과에 속하는 친구들은 대부분 실망을 표했다. 귀에 걸면 귀걸이, 코에 걸면 코걸이라고 하면서 말이다. 하지만 필자는 방대한 환자의 이야기에서 필요한 정보를 수집해, 올바른 진단을 내리고 치료 계획까지 수립하는 정신과 케이스 콘퍼런스가 마치 탐정이 수사해나가는 과정과 같다고 느꼈다. 진단을 내리기까지의 단서들을 수집하는 것이 매우 흥미로웠다. 물론 그러기 위해서는 환자와 많은 대화를 하고 그만큼 시간과 노력을 쏟아야 했지만, 그럴수록 정답에 가까워질 수 있기에 오히려 정답이 없는 것이 장점이라고 생각했다.

　사람 사는 일에는 뚜렷한 정답은 없다. 그렇다고 길이 없는 것도 아니다. 더 나은 길은 있다. 정신과 의사는 환자가 처한 상황을 올바르게 파악하고, 더 나은 방향으로 나아갈 수 있도록 도와주는 조력자 같은 존재다. 비록 그것이 완전한 정답은 아닐지라도, 더 나은 길이라고 믿으면서 말이다. 칼같이 떨어지는 계산으로 사람을 살려내는 천재 의사나 수려한 손기술로 장시간의 수술을 성공적으로 끝내는 기술이 좋은 다른 과 의사가 멋있게 보일 때도 있다. 정신과 의사는 그렇게 하지는 못한다. 하지만 사람 사는 이야기를 듣고 처방한다. 이것이 정신과 의사의 역할이다.

정신과 의사는 나를 어떻게 파악할까?

진료라는 행위에서 가장 중요한 것은 환자의 상태를 파악하고 그에 알맞은 처방을 내리는 것이다. 그런데 정신과에는 약의 종류가 많지 않다. 또한 다른 진단명의 경우라고 해도 중복되는 약을 쓰는 경우가 많다. 예를 들어 우울증에 쓰는 항우울제를 외상후스트레스장애에도, 전환장애에도 주된 치료제로 사용하곤 한다. 물론 환자의 연령이나 증상에 따라 세부적인 약물의 종류에는 차이가 날 수 있지만, 다른 과에 비해 약물 선택지가 다양하지는 않다.

또한 환자의 개인적인 특성에 따라 같은 병명인데도 다른 종류의 약이 더 잘 듣는 경우도 있다. 따라서 정신과적 약물 처방은 '경험적' 처방에 따르는 경우가 적지 않다. 이 경험적 처방이라는 것은 약물 처방이 획일화되어 있지 않다는 것이다. 똑같은 환자인데도 이 의사에게 가면 이 약물을 처방해주고, 저 의사에게 가면 다른 약물을 처방해주는 것이다. 어느 한쪽이 돌팔이여서 그런 것이 아니다. 다만 의사마다 선호하는 약이 있을 수 있고, 치료 지침에도 두 가지 약 모두 좋다고 나와 있는 경우일 것이다. 즉, 정신과에서도 '약물 처방'은 중요한 요소임이 틀림없으나, 그보다 더 중요한 요소는 바로 환자의 상태를 파악하는 것이다.

정신과에서는 환자의 상태를 어떻게 파악할까? 이 질문에 여러분은 정신상태를 파악하는 객관화된 도구들을 생각할 수 있을 것이다. MMPI나 우울척도와 같은 설문지 말이다. 하지만 아쉽게도, 이러한 심리검사 도구들은 정신과적 진단에 지대한 영향을 끼치지는 않는다. 그저 보조적인 도구에 불과하다. 다른 과에서 CT나 X선 검사, 각종 피검사가 진단에 결정적인 단서를 제공하는 것과는 사뭇 다르다. 정신과적 진단은 임상 면담을 통해 내린다. 그러기 위해서는 병력 청취가 중요하다. 정신과에서 초진을 보면 최소 15분, 최대 1시간 넘게 시간이 필요하다. 이 시간 동안 최대한 많은 정보를 얻어서 환자의 상태를 파악해야 한다.

그런데 이 시간 동안 그저 환자의 진단명을 찾아내기 위해서만 면담하지는 않는다. 그보다는 환자의 상태에 초점을 두고 면담한다. 정신과 의사인 나는 환자와 같은 공간에 있지만, 삼인칭으로 환자를 파악해야 한다. 환자가 불안해한다고 같이 불안해하거나 환자가 슬픈 이야기를 한다고 같이 슬퍼하기보다는, 환자의 마음속에 있는 것을 환자가 보이는 행동과 감정을 통해 파악해야 한다. 그리고 환자의 이야기를 들으면서 생기는 나의 마음도 같이 봐야 한다.

신기하게도 환자 또한 그것을 본능적으로 안다. 의사가 단지 사무적으로 진단을 내리기 위해 이야기를 듣는지, 아니면 자신의 상태를 파악하기 위해 세심하게 면담에 임하는지를 아는 것이다. 환자와 오랜 시간 이야기를 나누면서 환자의 상태에 집중하다 보면, 환자 역시 그것을 모르기가 힘들다.

이러한 과정을 계속 거치다 보면 결국 중요한 것을 알게 된다. 환자의 감정 상태를 잘 깨닫기 위해서는 결국 나의 감정 상태를 잘 파악해야 한다는 것이다. 실제로, 면담 중 드러나는 환자의 방어기제를 파악하는 것보다 의사인 나 자신의 역동(力動)을 파악하는 것이 훨씬 더 어렵다. 나를 삼인칭으로 객관화해서 보기가 어렵기 때문이다. 그래서 자신의 무의식에서 나오는 감정을 잘 깨달을 수 있는 정신과 의사라면, 복잡한 방어기제로 점철된 어려운 환자의 감정 상태도 잘 파악할 수 있다. 또한 환자와의 면담에서 발생하는 의사 내면의 감정인 역전에 대해서도 민감하다.

따라서 결국 정신과 진료에서 중요한 것은 면담을 통한 환자의 파악이고, 그것을 위해서는 정신과 의사가 먼저 자신의 감정을 잘 파악할 수 있는 사람으로 거듭나는 것이 중요하다. 그렇기에 필자 역시 더 나은 정신과 의사가 되기 위해 오늘도 무의식 탐구에 열을 올리고 있다.

정신과 의사는 정신치료를 한다

정신과에 가면 정신치료라는 것을 한다. 여기서 말하는 정신치료는 정신치료의 대표 격이라고 할 수 있는 분석적 정신치료를 말하는 것인데, 이게 대체 무엇을 하는 것인지, 효과는 있는 것인지 궁금하신 분들이 있을 것이다.

정신치료는 치료자가 주도적으로 하는 치료가 아니라, 내담자가 주가 되어 이야기하는 것이다. 그렇다고 시시콜콜한 이야기만 늘어놓는다고 정신치료가 될까? 아니다. 치료자는 내담자가 피상적인 일상 가운데 드러내는 무의식의 줄기를 파악하고, 그것에 대해 좀 더 탐색하도록 격려하고 가이드하는 역할을 한다. 여행으로 치면 황무지나 아무것도 없는 사막이 아닌, 유적지로 향하도록 도와주는 가이드와 같은 것이다. 그렇게 무의식을 탐구해나가는 과정에서 내담자가 자신의 행동을 최대한 객관적으로 바라볼 수 있게 해준다.

 그런데 이렇게 정신치료를 진행하다 보면 치료자와 내담자가 어떤 관계를 형성하게 된다. 어떤 치료에서는 치료자가 내담자를 추궁하거나 타이르듯이 할 수도 있고, 어떤 치료에서는 내담자가 치료자를 공격하듯이 할 수도 있다. 치료자가 최대한 객관적인 태도를 유지하려고 하는데도 말이다. 이렇게 치료자와 내담자 간에 무의식적 흐름에 따라 형성된 관계에서 치료자는 대상관계를 파악한다. 대상관계라는 용어를 써서 어려울 수 있지만, 별것 없다. 대상관계는 내담자가 평소에 주변의 중요한 인물들(주로 부모)과 맺고 있는 관계를 되풀이하고 있는 것을 말한다.

 예를 들어, 어렸을 때 엄한 부모에게 자란 내담자는 정신치료를 하면서도 지각하거나 이유를 만들어서 치료자가 훈계 아닌 훈계를 하도록 무의식적으로 유도하는 경향이 있다. 치료자는 이런 상황이 왔을 때, 환자의 예전 대상관계를 파악해서 이런 상황이 되풀이되고 있음을 환자가 깨닫게 한다. 처음부터 "당신은 부모와의 관계를 저와 되풀이하고 있네요" 또는 "부모와의 관계를 당신 상사와 되풀이하고 있네요", 이렇게 직면시켜서 내담자가 "아! 그렇군요! 유레카!" 하면서 딱 좋아지는 경우가 있으면 좋겠지만, 이런 경우는 거의 없고 대부분 자기방어를 한다. 그래서 치료자는 내담자와 대상관계를 논할 때 비교적 덜 직면하는 방법부터 시작해서 서서히, 그리고 반복적으로 내담자가 자신에게 형성된 대상관계, 즉 인간관계의 틀을 깨달을 수 있도록 도와준다.

 이런 과정은 매우 지난한 과정이다. 일주일에 세 번씩 1년을 해도 별로 진척이 없을 수 있다. 따라서 정신치료는 치료자도, 내담자도 기술과 자원이 많이 소모되기 때문에 비교적 외면되는 분야다. 하지만 인간관계에 어려움을 겪고 있는 분들이라면, 대상관계에 대해 스스로 생각해보는 것도 좋다. 혹시 지금 겪고 있는 상황들이, 아니면 내가 누군가와 맺고 있는 관계가 예전에 내 인생에서 중요하게 생각했던 사람들과 형성된 관계와 비슷하지 않은지 말이다. 스스로 깨닫는 것은 매우 힘든 일이지만, 그래도 시도는 해볼 수 있다.

주치의 선생님이
마음에 안 들어요

슬기로운 주치의 찾기

사람마다 자신에게 맞는 스타일의 주치의가 있다. 지금까지 정신과 병·의원을 다니며 선생님이 잘 맞지 않는데도 '병원이 다 거기서 거기겠지' 하는 생각에 꾸역꾸역 진료를 받아온 사람이라면, 이 장을 읽어볼 필요가 있을 것이다. 정신과 진료는 '사람과 사람이 사는 이야기를 대화하는' 과목 특성상 주치의의 성격이 다양한 스펙트럼의 진료를 만들어낸다. 다른 과처럼 증상만 짤막하게 말하고 처치를 받는 것이 아니라, 일상생활을 말하고 듣는 과정에서도 치료가 이루어지기 때문이다.

정신과 의사로 근무하면, 그 어떤 환자보다도 정신과 의사를 자주 만날 수 있다. 내가 배우는 선배도 정신과 의사요, 가르치는 후배도 정신과 의사다. 동료도 정신과 의사고, 콘퍼런스를 하면 전국 각지의 정신과 의사를 만날 수 있다. 동문회를 해도 정신과 의사 선생님들이 오시고, 교수님들도 다 정신과 의사다. 이렇게 많은 정신과 의사를 만나다 보면, 각자의 성격이 정말 각양각색이라는 것을 알 수 있다. 이런 다양한 성격 유형 중 정신과 진료에 크게 영향을 미치는 유형을 알아보자.

따뜻한 스타일 vs 차가운 스타일

정신과 진료 특성상 다수를 차지하는 스타일이 따스한 진료 유형이다. 하지만 대부분의 의사가 차가운 이미지인 것과 같이 정신과 의사 중에서도 의사 시절 습득한 냉철함을 잃지 않은 선생님들도 있다. 따라서 자신이 따뜻하고 지지적인 면담을 원하는지, 혹은 냉철하고 해법을 제시해주는 형태의 면담을 원하는지 먼저 생각해봐야 한다. 독자들은 대부분의 사람이 따뜻한 스타일의 정신과 의사 선생님을 원할 것이라고 생각할 수 있겠지만, 또 마냥 그렇지도 않다. 치료 유형뿐만 아니라 환자 개개인의 특성, 질환의 심각도에 따라 필요로 하는 선생님의 스타일이 다를 수 있기 때문에, 뜨겁고 차가움 사이에서 선택을 고려할 필요가 있다.

선생님의 뜨거움과 차가움 유형을 진료 전부터 미리 파악하기는 어렵지만, 한번 진료를 보기만 하면 누구든 주관적인 느낌으로 '저 선생님은 따뜻한 사람이구나', '저 선생님은 조금 차갑구나' 정도는 파악할 수 있다. 필자는 좀 더 단호한 치료가 필요한 환자군의 경우에는 차가운 스타일의 선생님이 적합하며, 그 이외의 경우에는 기본적으로 약간이라도 따뜻한 편이 진료에 적합하다고 본다. 여기서 말하는 단호한 치료가 필요한 환자군은 병세가 심각할 때 판단력이 매우 저하될 수 있는 조현병이나 양극성 정동장애와 같은 정신증 쪽이 해당한다.

검사를 자세하게 하는 스타일 vs 치료에 집중하는 스타일

정신과 선생님들 중에서는 심리검사를 좋아하는 선생님들이 있다. 환자의 객관적 데이터를 수치화해서, 이를 정량화하고 치료에 적용하는 스타일의 선생님들이다. 이런 선생님들은 처음 환자가 내원하면 이것저것 자세히 검사하고자 한다. 반면 객관적인 검사 수치를 측정하는 것보다, 일단 약물치료를 병행하면서 면담을 통해 주관적인 환자의 불편감을 먼저 보려는 선생님들도 있다. 어떤 쪽이 좋다고 말하기는 어렵다. 다 장단점이 있기 때문이다.

환자 입장에서 장단점을 말하자면, 일단 비용 문제가 가장 큰 이슈다. 첫 번째 스타일의 선생님은 당연히 진료비가 더 많이 나올 수밖에 없다. 검사 자체가 비용이 소모되기 때문이다. 대신 이것저것 검사를 하면서 내가 좀 더 자세히 파악되는 느낌이 들 것이다. 반면 정신과 진료에서 검사를 최소화하면, 비용은 조금 들지만 뭔가 너무 주관적이고 애매한 느낌이 들 수도 있을 것이다. 따라서 검사에 대한 환자의 니즈도 의사를 선택하는 데 중요한 판단점이 된다.

정신과에 내원하기 전에 초진의 경우 검사를 얼마나 하는지 알아보기 위해, 예약하기 전에 전화로 의원에 문의하는 방법이 있다. 정확한 비용까지는 아니더라도 사정을 말하면 처음 진료할 때 받는 '검사'에 따른 대략적인 가격이라도 알아볼 수 있다. 이를 통해 자신이 그 병원에 내원했을 시 어떤 범위의 검사를 받아볼지 유추해볼 수 있다. 주의할 점은 검사 가격이 비싸다고 해서 좋거나 나쁜 것은 아니라는 점이다. 자신이 심도 있는 검사를 원하면 검사가 많은 병원에 가면 되고, 빠른 치료를 원한다면 검사가 적은 병원으로 내원하면 된다. 처음 정신과에 내원하는 경우라면 검사를 이것저것 하는 병원에 가는 것을 추천하며, 다른 정신과에 이미 다녀본 경험이 있거나 자신의 질환에 대한 이해도가 높은 상태에서 약이 필요한 환자의 경우라면, 굳이 검사를 많이 하는 병원에 내원할 필요는 없을 것이다.

지지적 면담에 집중하는 스타일 vs 분석적으로 접근하는 스타일

가장 호불호가 나뉘는 스타일이다. 전자는 환자에게 지지적으로 접근한다. 완전히 맞는 말은 아니지만, 알기 쉽게 표현하자면 환자에게 너무 깊이 들어가려고 하지 않는다. 따라서 지지적 정신치료가 필요한 환자에게 적합하다. 반면 분석적으로 접근하려는 주치의는 당연히 정신분석적 정신치료가 필요한 환자에게 적합하다.

환자 유형에 따라 지지가 필요한 환자가 있고, 직면과 분석이 필요한 환자가 있다. 일반적으로 우울, 불안증과 같은 신경증은 따뜻한 지지가 필요한 경우가 많다. 하지만 인격장애 환자와 같은 경우는 대부분 정신분석적 정신치료가 필요하다. 얼핏 생각하면 첫 번째 항목에서 나온 것과 같이 따뜻함과 차가움과 비슷하다고 착각할 수 있지만, 분석적으로 접근하는 스타일의 선생님 중에서도 따뜻한 성격의 선생님들이 얼마든지 있다. 첫 번째 항목은 말하는 뉘앙스의 차갑기 차이이며, 이 항목은 선생님이 바라는 면담의 심도 차이라고 생각하면 되겠다. 물론 차가운 선생님들이 약간 더 분석적으로 접근하는 것을 좋아하는 경향은 있다.

이렇게 세 가지 항목을 나열했지만, 이외에도 정신과 의사의 성향을 나누는 요소는 더 많이 존재한다. 이것을 모두 따질 수는 없으므로, 이 세 가지 항목 정도라도 알아둔 상태에서 정신과 의사를 만나본다면, 어떤 스타일인지 파악하는 데 좀 더 수월할 것이다.

정신과 의사가 차갑게 느껴질 수 있는 이유

정신과에 가서 대화하다 보면 '의사가 나를 묘하게 멀리하는 것 같다'라고 느끼게 될 때가 있다. 몇 시에 끝나시는지, 계속 환자를 면담하는 게 힘들지는 않은지 물어봐도 대답도 없고, 치료 이야기만 하려고 한다. 심한 경우, 의사가 나를 한 사람의 개인으로 대해주지 않고 그저 환자로만 생각하는 기분이 들기도 한다. 정신과 의사는 왜 차갑게 느껴지는 것일까?

정신과 의사가 차갑게 느껴질 수 있는 이유 1
- 절제의 원칙

정신과 의사의 경우, 다른 과와 달리 치료의 수단이 한 가지 더 있다. 바로 '정신과적 면담'이다. 이 경우, 환자와 이야기하는 것 자체로 환자의 증상을 치료하는 것인데, 면담도 다른 치료와 마찬가지로 환자에게 해를 끼칠 수 있다. 환자와 면담하는 것이 어떻게 환자에게 해를 끼칠 수 있을까? 예를 들어보자.

> 의사가 힘들어하는 환자가 안쓰러워서 시간을 더 들여서 면담하고, 자신의 남는 시간까지 할애해 면담 횟수를 늘렸다. 이 환자는 의사가 원래 정해진 시간을 어기면서까지 자신과 상담을 해주는 것에 감동했고, 면담 시간만 되면 의사를 기다렸고 의사에게 의지하기 시작한다. 그러다가 의사가 더 위급한 일이 생겨서 면담을 이전처럼 해주지 못하게 되자 환자는 의사에게 실망하고, 의존성이 강해진 상태로 다른 의사를 찾아 나선다. 하지만 그렇게 자신만을 봐줄 의사는 더 이상 나타나지 않았고, 환자는 좌절한다.

극단적인 예이긴 하지만, 정신과 의사가 환자에게 지나친 개입을 하는 것도 환자에게 해를 끼치는 행위다. 의사가 모든 환자에게 경제적으로나 시간적으로나 지원을 할 수 없기 때문에, 의사는 자신의 가용 자원의 한계를 깨닫고, 이를 효율적으로 사용할 필요가 있다. 정신과적 면담에서 이에 대해 '절제의 원칙(rule of abstinence)'이라고 한다.

이러한 이유로 환자들은 정신과 의사가 다소 차갑게 느껴질 수 있다. 특히 면담을 짧게 하는 다른 과 진료와는 다르게 정신과적 면담은 길기 때문에, 환자와 의사 가운데서 오가는 정신역동 또한 다양할 수밖에 없다. 그 과정에서 느끼는 차가움은 다른 과 진료를 받을 때 겪는 차가움과는 시간과 정도의 크기가 확연히 다르게 다가온다. 정신과 의사도 최대한 따뜻하게 면담을 이끌어가려고 하지만, '절제의 원칙'이 적용되는 부분들에서는 선을 그을 수밖에 없다는 점을 환자들은 인지해야 한다. 또한, 장기적인 치료의 관점에서 과도한 따뜻함은 오히려 해가 될 수 있다.

여담이긴 하지만, 이는 나의 글쓰기에도 적용된다. 나는 정신적으로 힘든 사람들이 면담뿐만 아니라 여러 콘텐츠나 취미 활동으로도 충분히 좋아질 수 있다고 믿는다. 그러기에 사람들에게 좋은 취미, 좋은 콘텐츠, 긍정적인 생활습관들을 접할 수 있도록 글을 쓰고 분류해나갈 것이다. 이 과정에서 혹시 나의 글이 사람들에게 해를 끼치는 내용이 있지는 않은지, 누군가를 기분 나쁘게 하지는 않을지 숙고한다. 항상 드는 생각이지만 글을 쓰고 공유하는 것 역시 양날의 검이라는 생각이다. 모두를 만족시키기는 쉽지 않지만, 적어도 누군가에게 해를 끼치는 글을 공유하지 않는 작가가 되길 소망한다.

정신과 의사가 차갑게 느껴질 수 있는 이유 2
- 익명성의 원칙

정신과 의사가 차갑게 느껴지는 이유는 또 한 가지 있다. 정신과 의사는 정신치료를 한다. 정신치료는 치료자가 환자의 거울이 되는 것이다. 지지적 정신치료에서는 딱히 치료자가 완벽한 거울이 될 필요까지는 없지만, 정석적인 정신치료인 분석적 정신치료에서는 거울은 깨끗하면 깨끗할수록 좋다. 그 말은 환자에게 사생활을 노출하면 안 된다는 것이다.

이것을 '익명성의 원칙(rule of anonymity)'이라고 하는데, 정신치료의 대표 요소 중 하나다. 만약 치료자의 사생활이 노출되면 노출될수록 환자는 치료자라는 거울에 자신의 모습을 투영시키기보다는 자유 연상에 방해받게 된다. 예를 들어, 치료자가 어느 학교를 나왔는지 모르는 환자의 경우, 치료자가 어느 학교를 나왔는지 어림짐작하면서 환자 생각을 투영시키곤 하는데 치료자는 이 과정을 통해 환자를 탐색하고 그것을 돌려준다. 간단한 예로 자신의 치료자가 서울대를 나왔다고 막연히 생각하거나 기대하는 환자라면, 환자 내면에 학력에 대한 예민함이나 자기애적 이슈가 있지 않을까 탐색해보는 식이다.

이러한 까닭에 치료자는 환자에게 자신의 사생활을 드러내길 꺼리게 되고, 환자는 그런 모습에 대해 정신과 의사가 차갑다고 받아들이게 된다. 어떤 환자들은 정신과 의사가 자신들의 질환을 부정적인 것으로 보지는 않을까 생각하기도 하는데, 정신과 의사는 정신과 질환을 부정적인 것으로 보지 않는다. 정신과 의사에게 정신과 질환은 일종의 골절과 같다. 정형외과 의사가 골절에 걸린 환자를 이렇다 저렇다 판단하지 않듯, 정신과 의사도 그저 질환만 보고 치료한다. 정신과 질환은 정신과 의사에게 그저 '환자의 어떠한 상태'일 뿐이다.

의사가 나를 빨리 내보내려고 해요

정신과 진료를 받은 사람 중에는 진료 도중 이런 생각을 해본 사람이 있을 것이다.

'나는 이야기가 다 끝나지 않았는데, 왠지 저 의사는 나를 좀 빨리 내보내려고 하는 것 같다. 내가 아무리 증상을 이야기해도 알겠다고만 하고, 내가 더 말하는 것을 귀찮아하는 것 같다.'

이런 일을 겪으면 그 의원에는 다시는 가고 싶지 않고, 정신과 진료가 무슨 소용인가 싶기도 할 것이다. 과연 그 의사는 환자를 많이 보고 돈이나 많이 벌어볼 요량으로 그런 면담 태도를 보였을까?

다른 진료과와는 조금 다른 정신과만의 독특한 수가 체계에 대해 잠깐 언급해보겠다. 최근 개정된 수가 체계에서는 환자 수에 비례해서 수가를 산정하지 않고, 환자를 보는 시간에 따라 수가를 산정하도록 지정하고 있다. 따라서 내가 5명의 환자를 10분씩 보든, 1명의 환자를 50분 보든, 동일한 수준의 수가를 적용해주는 것이다.

얼핏 보면, 이렇게 하면 정신과 의사 입장에서는 1명을 오래 보나 여러 명을 짧게 보나 수입 차이가 없기 때문에 환자와의 관계를 공고히 하기 위해 1명을 만족시키는 방법을 선택하지 않을까 싶다. 하지만 현실은 그렇게 간단하지 않다. 대기 환자가 있을 수 있기 때문이다.

대기 환자의 문제

우리나라는 병원 진료에서 장시간 대기하는 것이 익숙하지 않다(이는 내가 환자로 갔을 때도 마찬가지다). 그런 와중에 앞의 대기 환자는 별로 없는데, 면담은 끝날 기미가 보이지 않는다면 어떨까? 정신과 특성상 진료의 연속성 때문에 약만 타러 다른 병원에 가기도 난감하다. 대기 환자는 하릴없이 기다리게 된다. 따라서 의사 입장에서 의료자원의 올바른 분배를 위해서라도, 대기 환자가 있으면(혹은 갑자기 몰려서 환자가 많으면) 진료 시간에 제한이 생길 수밖에 없다.

물론 대기 환자가 없다면 수가 측면에서 1명의 환자를 길게 보는 것이 정신과 개원의에게는 이득이다. 하지만 우리나라 진료는 철저하게 예약제로 이루어지는 것이 아닌, 당일 진료 시행도 많기 때문에, 대기 환자를 미리 파악하고 조절하는 것은 어렵다. 필연적으로 대기 환자가 몰리는 시간대가 생길 수 있고, 아마도 그 시간은 여러분이 주로 병원을 방문하는 시간(퇴근 시간 무렵)일 것이다. 그러면 의사는 핵심적인 문진만 끝나면 진료를 끝내고, 다음 환자를 보고 싶어 할 것이다.

아직 하고 싶은 말이 많은 환자에게는 그런 의사의 태도가 못마땅하게 다가올 수밖에 없다. 물론 개중에는 단지 환자가 보기 귀찮아서, 또는 환자의 하소연이 듣기 싫어서 진료 시간을 단축하고자 노력하는 정신과 의사도 있을 것이다(정신과 의사라는 직업 특성을 고려할 때 놀라운 일이지만 충분히 그럴 수 있다). 하지만 대다수의 정신과 전문의는 정신과적 대화에 대한 훈련이 잘되어 있기 때문에 단순히 개인적인 정신적 피로로 인해 진료를 짧게 하지는 않을 것이다. 그렇다고 앞에 말한 대로 돈 때문은 더더욱 아니리라.

혹시라도 정신과 진료가 짧아서 제대로 진료받지 못한 것처럼 느낀 사람이나, 의사와의 대화가 필요한 사람이라면 전문가를 통해 정신과적 면담치료를 시행하는 것도 고려할 만하다. 이런 정신과적 면담치료를 전문적으로 시행하는 정신과 전문의는 아직 우리나라에 굉장히 많다고는 말할 수 없지만, 그래도 도시라면 충분히 접근성이 좋다고 할 수 있다.

필자가 정신과 의사라서 그런지 너무 의사 입장에서 쓴 것일지도 모르겠다. 하지만 진료하면서 어차피 똑같이 일해서 똑같은 재화를 얻는다면, 나를 방문해준 보다 여러 사람에게 핵심적인 진료를 시행하고 싶다. 이 글이 담당의에 대한 불필요한 오해를 잠식시킬 수 있는 글이 되지 않을까 살포시 기대해본다.

정신과 의사에게
내 사생활을 말하기가 꺼려져요

정신과 의사는 환자의 이야기를 하지 않는다

정신과에 처음 내원하는 환자라면 '내가 이 정신과 의사에게 내 모든 것을 말해도 될까?' 고민이 되기 마련일 것이다. 정신과적 문제는 나의 사생활과 관련이 있기 때문에, 문제의 원인을 탐색하다 보면 자신의 생활을 자세하게 말해야 하는 경우가 많다. 물론, 말을 하지 않고 넘어가도 되기는 하지만, 그렇게 되면 면담이 진행되기 어렵거나 진행되더라도 수박 겉핥기식으로 핵심역동은 피해간 채 진행될 수 있다. 따라서 이런 고민을 하는 환자에게 내가 해주고 싶은 말이 있다.

필자는 지금까지 수백 편이 넘는 글을 써왔다. 이 글 중 필자가 경험한 환자 이야기는 단 한 편도 없다. 정신과 특성상 어떤 환자의 사연은 소설같이 다가오기도 하고, 또 어떤 환자의 과거는 영화같이 느껴지기도 한다. 이러한 사연들로 글을 쓴다면 100편도 넘는 글을 쓸 수 있을 것이다.

하지만 환자의 이야기는 쓰지 않는다. 그 사람에 대한 익명성이 보장된다고 해도 쓰면 안 된다고 생각한다. 그 이유는 환자는 나에게 진료를 위해 온 것이지, 글감을 제공하러 온 것이 아니기 때문이다.

이 글을 읽다가 의문이 드는 독자들이 있을 것이다. 시중에 나와 있는 책들이나 SNS를 보다 보면 환자들에 관한 이야기를 써서 출간하거나 공유하는 사례들을 종종 볼 수 있기 때문이다. 그럼 그 의사들은 무엇인가? 나는 저격하거나 분란을 일으키려는 목적은 전혀 없다. '환자 이야기를 어디까지 할 것인가?'에 대해 이야기하고 싶을 뿐이다.

다음의 경우를 생각해보자.

- A 환자는 과거력으로 당뇨가 있었고, 오늘 뒤에서 차량이 덮쳐오는 교통사고를 당해 응급실에 내원했다. 당시 우하복부 동맥 출혈과 허리 골절이 의심되어 CT부터 우선 촬영했다.

- B 환자는 이혼한 과거력이 있고, 현재 두 살배기 딸이 있다. 최근 직장 상사와 다툰 뒤 다니던 직장을 그만두면서부터 우울감과 잠을 못 자는 증상이 시작되었으며, 혼자 육아를 해야 하는 스트레스 때문에 자해 사고까지 있어 폐쇄병동 입원을 권유했다.

두 가지 경우 모두 가상이긴 하지만, 있을 법한 환자에 관한 이야기다. 두 가지 이야기를 불특정 다수의 사람과 공유한다고 할 때, 문제의 소지가 될 수 있는 부분이 명확하게 차이 난다고 할 수 있다.

환자 이야기는 치료 시에만 언급한다

물론 정신과뿐만 아니라 다른 과에서도 환자의 이야기를 할 때 개인 정보나 사생활 등 민감한 사항이 있을 수 있고, 정신과를 방문하는 사람 중에도 특별한 과거력이나 민감한 이야기 없이 평탄한 삶을 사는 사람이 있을 수 있다. 그렇기에 의사라면 진료에 관한 이야기를 할 때 '다른 이의 민감한 사항을 노출시키고 있지는 않을까?' 늘 고찰해야 한다. 그렇지 않고서 글을 쓰거나, 혹은 더 파급력이 큰 SNS나 유튜브를 하다가는 문제에 휘말릴 가능성이 크다. 이렇게 다짐하는 필자조차도 환자의 직접적인 사례를 언급하지는 않지만, 환자의 이야기에 의해 영감을 얻어서 글을 쓰는 경우가 있다. 이 경우, 환자의 무의식이 나의 무의식에 작용했다고 볼 수 있다. 하지만 이런 무의식조차도 끊임없이 모니터링해서 만약 내 환자가 이 글을 봤을 때를 생각해본다.

글을 쓰고 누군가와 공유하는 것은 즐거운 일이다. 하지만 즐거움이 있다면, 그 양면에는 언제 엄습할지 모르는 위기 또한 존재할 수 있음을 끊임없이 생각하며 조심한다.

정신과 의사는 환자 이야기를 하지 않는다. 정신과 의사가 환자의 사생활을 공유하는 경우는 한 가지, 다른 치료진과 치료상의 문제로 의논할 때뿐이다. 환자의 사생활 중 일부가 개인이나 공공에게 심각하게 해를 끼칠 경우 이를 신고할 의무가 있는 예외도 있기는 하지만, 그런 경우는 극히 드물기에, 당신의 사생활이 치료 이외의 목적으로 불특정 다수에게 공유될 염려는 하지 않아도 된다. 만약 이러한 사항들에도 불구하고 정신과 의사에게 사생활을 말하기가 꺼려진다면, 정신과 의사와 당신 사이에 형성되어 있는 환자-의사관계나 정신역동을 들여다볼 필요도 있을 것이다.

정신과 치료는 기록이 남지 않을까 걱정돼요

"근데 이거 기록에 남나요?"

진료를 보면 심심찮게 듣는 말이다. 아마 이런 말을 이렇게 자주 듣는 의사는 모든 의사 중에 정신과 의사밖에 없을 것이다.

우리나라의 정신과 진료 기피 현상은 참으로 두드러진다. 남에게 문제 있는 사람으로 보이고 싶지 않은 마음, 남들과 동떨어진 사람으로 취급되고 싶지 않은 마음, 그저 보통의 사람에서 벗어나고 싶지 않은 동양적 마인드가 합쳐져서 이러한 결과를 낳고 있는 것 같다.

그런데 진짜, 정신과 치료는 기록에 남을까? 우리나라는 보험급여를 나라에서 통제하고 있기 때문에 건강보험의 혜택을 받지 않는 일부 진료를 제외하면 보험공단 기록에 남을 수밖에 없다. 하지만 그런 보험 기록의 열람은 개인의 동의 없이 이루어지지 않는다. 더군다나 민감한 내용인 개인의 진료 내역이나 상세 진술은 진료한 특정 병원을 본인이 찾아가서 떼지 않는 이상 볼 수 없다. 타인이 진료 기록 사본을 요구하는 경우, 본인의 위임장 및 가족관계를 증명하는 서류 등이 필요하다. 또한 타 병원 진료를 위해서라든가 보험 때문이나 꼭 필요한 이유가 있을 경우만 발급이 가능하다. 그럼에도 불구하고 그저 막연한 불안감에, 정신병이라는 낙인 때문에, 꼭 치료가 필요한 환자들이 정신과 진료를 미루다가 진정 불치의 병을 가진 환자로 변모해버리고 만다.

정신질환 중 상당수가 조기 개입을 통해 상당한 수준의 치료 효과를 나타내고 있는 요즘, 정신과 질병에 대한 인식이 그저 타박상이나 맹장염 정도의 수준으로 바뀔 필요가 있다. 이 글을 통해 정신과 질병과 진료에 대한 인식이 조금이라도 바뀌길 기대한다.

정신과 검사는
꼭 받아야 하는 것일까요?

환자의 검사 선택권이 비교적 큰 정신과

정신과에 처음 내원하는 분들이 겪는 가장 큰 고민 중 하나는 '정신과 검사를 어디까지 해야 할까?' 하는 것이다. 정신과는 다른 과만큼은 아니지만, 환자의 주관적인 증상을 객관화된 점수나 그래프로 나타내기 위해 여러 검사를 시행한다. 이 검사 중 전문의들이 자연스럽게 면담하면서 시행하는 검사들도 있지만, 환자가 자율적으로 자기보고 형식으로 시행하는 검사들도 많다. 즉, 정신과 의사가 꼭 필요한 경우에 환자에게 묻지 않고 시행하는 검사도 있지만, 환자에게 선택권을 부여하는 검사도 많다.

정신과 진료의 특성상 환자의 생명과 직결되지 않는 검사들이 많기 때문에 환자들의 검사 선택권 또한 다른 과에 비해 많은 편이다. 따라서 정신과에 내원하기 전에 미리 어떤 검사들이 있는지, 어떤 경우에 어떤 검사를 하는지 간략하게라도 알고 있으면, 의사가 검사를 권유했을 때 좀 더 현명한 선택을 할 수 있을 것이다.

어떤 검사들이 있을까?

아무래도 정신과 검사 중 환자의 결정권이 큰 경우는 외래에 내원하는 경우(증상이 비교적 경미한 경우)이기 때문에, 다음에 등장하는 검사들은 의원급 외래에서 주로 시행하는 검사들이다.

척도검사

척도검사란, 말 그대로 나의 증상을 어떠한 척도를 통해 점수화해서 나타내는 검사다. 척도검사는 크게 두 가지로 나뉜다. 정신과 전문의가 나와의 면담을 통해 점수를 매기는 임상가 전용 척도검사와 전문의와의 면담 없이 혼자서 점수를 체크하는 자가 보고식 척도검사다. 전자인 임상가 전용 척도검사는 환자인 나에게 선택권이 없을 확률이 높기 때문에, 자가 보고식 척도검사에 대표적으로 어떤 것들이 있는지만 간단하게 알아보고 넘어가자.

QIDS(Quick inventory of depressive symptomatology) : 환자 자신이 직접 자신의 우울 증상을 '16개의 비교적 적은 항목을 통해' 빠르고 간편하게 체크할 수 있는 척도다.

CESD(The center for epidemiologic studies depression scale) : 역시 환자 스스로 체크할 수 있는 우울증 척도인데, QIDS에 비해서는 문항 수가 조금 많은 대신 더 자세하다.

HADS(Hospital anxiety and depression scale) : 이름에서도 알 수 있듯이 척도 중 특이하게 불안과 우울을 동시에 체크해주는 척도다.

MAST(Michigan alcohol screening test) : 일반인의 음주 문제를 감별해내기 위한 척도다. 다른 알콜 관련 척도에 비해 문항이 조금 있는 편이라 작성 시간이 조금 걸리지만 그만큼 정보가 많다.

AUDIT(Alcohol use disorders identification test) : MAST에 비해 더 간편하게 스스로 작성할 수 있는 척도로, 그 간편성 때문에 정신과 외래에서 널리 쓰인다.

PSS(Perceived stress scale) : 일상생활에서 주관적으로 느끼는 스트레스를 객관화하기 위해 개발된 척도로, 특정 정신과적 증상보다는 일반적인 스트레스에 대해 접근한다.

FNE(Fear of negative evaluation) : 나에 대한 부정적인 평가에 대한 불안을 평가하는 척도로, 사회적 회피 정도를 점수화하기 위해 개발된 척도다. 불안이 주 증상인 환자 평가에 쓰인다.

SADS(Social avoidance and distress scale) : 사회적 회피 및 이에 따른 스트레스를 평가하기 위해 개발된 척도로, FNE와 비슷하게 사회적 불안을 자체적으로 평가하기 위해 개발된 척도다.

PHQ-15(Patient health questionnaire-15) : 통증이나 신체 증상이 나타나는 신체화장애 환자에서 증상의 신체화 정도를 객관화하기 위해 개발된 척도다.

AARS(Adult ADHD rating scle), **ASRS**(ADHD self report scale) : 성인 ADHD에 대해 평가하는 척도다.

심리검사

심리검사는 말 그대로 심리상태가 어떤지 알려주는 검사다. 심리검사는 임상심리사와의 면담을 통해 진행되며, 환자의 나이에 따라 아동종합심리검사와 성인종합심리검사로 나뉜다. 성인종합심리검사의 경우, 20세 이상 성인을 대상으로 한다. 지능검사, MMPI(다면적 인성검사), 로르샤흐검사가 주된 검사 항목이고, 나머지 보조검사들로 이루어져 있다.

지능검사는 일종의 IQ Test 같은 느낌으로, 순서를 보고 다음번에 나올 도형을 고르는 문제 같은 것이 나온다. MMPI는 자가 보고식 검사로 많은 문항들로 구성되어 있으며, 주로 성격적인 문제를 판별한다. 로르샤흐검사는 그림을 보고 환자가 무엇을 연상하는지 테스트하는 것이다. 이 외에도 나머지 보조검사까지 한 뒤, 종합적인 검사 결과를 내놓는다. 검사 종류가 많고 복잡하며 시간도 오래 걸리는 데다가 사람과 직접 하는 검사이기 때문에 가격이 있는 편이다. 한 번 시행하는데 보통 30~40만 원 정도 한다. 검사 특성상 학습 효과가 있기 때문에 자주 시행할 수 없다. 최저 시행 가능 간격은 6개월이다.

HRV(심박 변이도검사)

심장 박동의 변화도를 체크해서 나의 자율신경이 스트레스에 대해 어떻게 반응하는지 객관적으로 측정해주는 도구다. 보통 사람들은 스트레스 상황에 노출되면 심장이 항상성을 유지하기 위해 다시 원상태로 돌아가는 시간이 있는데, 스트레스가 많이 쌓인 사람은 항상성을 유지하기까지 시간이 더 오래 걸린다. 따라서 일반인보다 더 다이내믹한 심박 반응 변화를 관찰할 수 있다. 검사 시간은 10분에서 수십 분 정도 소요되며 검사 비용은 몇만 원 정도다.

QEEG(정량화 뇌파검사)

뇌파 검사다. 두피에 작은 전극을 붙여 뇌에서 나오는 파동을 기록한다. 이를 통해 정신과적 질환을 감별한다. 주로 틱장애, ADHD, 불안장애의 진단에 쓰인다. 검사할 때 특별히 아프지도 않고, 시간도 오래 걸리지 않아서 소아 환자도 무난하게 할 수 있다. QEEG는 어떤 특정한 질환을 확진하는 데 쓰이는 것은 아니고, 심각도 등의 평가를 위해 보조적으로 활용한다. QEEG를 하기 전에는 카페인 음료나 과도한 영양제, 약물 복용을 피하고 충분히 숙면하고 시행하는 것이 좋다.

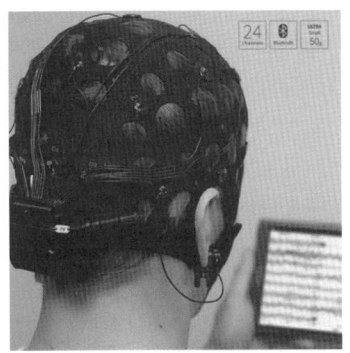

출처 : Brainall

수면다원검사(Polysomnography)

QEEG와 비슷하긴 한데, 뇌의 파동인 EEG뿐만 아니라 안전도(EOG), 근전도(EMG), 심전도(ECG)를 같이 측정한다. 한마디로, 몸에서 나오는 파동이란 파동은 다 측정한다고 보면 된다. 측정 방법에서도 알 수 있듯이 수면 도중 생기는 문제인 하지불안증후군, 수면 무호흡증, 기면증, 불면증 등의 문제를 진단하기 위해 사용한다. 검사 특성상 정신과적 질병 이외에도 신경과나 이비인후과에서도 시행한다. 검사가 꽤 어렵고 비싸지만, 얻을 수 있는 정보 또한 많다. 정신과 중에서도 수면 전문으로 하는 클리닉에서만 시행할 수 있는 검사다.

종합 주의력검사(CAT : Comprehensive attention test)

주로 ADHD가 의심될 때 하는 검사다. 컴퓨터 앞에 앉아서 하는 검사로, IQ 테스트와 비슷하지만, 집중력 및 주의력을 주로 테스트한다. 검사하는 데 30분에서 1시간 정도 소요되며, 만 4~49세까지 다양한 연령대에서 가능하다. 검사 가격은 10만 원 내외 정도 하는 편이다.

피검사

정신과에서도 드물지만, 피검사를 하는 경우가 있다. 첫째로 기분장애 환자가 주로 복용하는 발프로산, 리튬 등의 복용하고 있는 약물의 농도를 측정하기 위해 피검사를 한다. 둘째로 약물의 부작용을 보기 위해 피검사를 한다. 대표적으로 클로자핀과 같은 부작용이 강한 약의 경우 한 달에 한 번씩 피검사를 하는 것이 원칙이다. 이 외에도 기면증을 진단하기 위해서 피검사를 하기도 한다.

정신과 치료는
어떻게 이루어질까요?

정신병은 무서운 병이라는 우리나라 고유의 인식이 있다. 그래서 대부분의 정신과 관련 종사자들은 그러한 인식을 타파하기 위해 갖은 노력을 기울이고 있다. 이런 인식은 대체 왜 생겼을까?

정신병이 무서운 이유는 칼을 휘둘러서도, 정신병원에 갇혀 죽을 수 있어서도 아니다. 정신병이 무서운 진짜 원인은 바로 정신병이 세상을 재구성할 수 있기 때문이다. 우리의 마음은 세상을 받아들이는 필터다. 마음에 병이 들면 똑같은 현실이라도 다르게 받아들여진다. 우울한 이에게는 아무리 기쁜 현실이나 일확천금도 쓸모없어 보인다. 우울한 부자에게는 수많은 주식도, 주택도, 현금도 필요 없다. 조증에 걸린 사람에게는 음울한 현실도 마냥 기뻐 보일 수 있다. 조현병에 걸린 이에게는 따뜻한 배려도 자신을 해치려는 시도로 받아들여질 수 있다. 이렇듯 정신병으로 인해 병든 마음의 필터는 우리 주변의 현실을, 아주 가까이 있는 상황을 재구성한다.

 그렇기에 정신병은 여느 골절이나 출혈만큼이나 신속히 치료받아야 한다. 무서운 병이기 때문에 그만큼 더 치료가 필요한 것이다. 질병의 파급력이 크기 때문이다.
 그럼 정신병은 어떻게 치료할까? 정신질환의 치료는 크게 두 가지로 나뉜다. 약물치료와 면담치료다. 두 가지 치료 모두 중요하다. 약물치료는 당장 급한 증상을 완화시켜준다. 우울증 환자에게서 극심한 우울에 빠지는 것을 막아 자살사고 발생 확률을 줄여주며, 조현병 환자에게서 환청의 발현 빈도를 낮춰서 망상에 빠지는 것을 막아주는 식으로 말이다. 하지만 이것은 약을 먹는 동안에 해당한다. 만약 질병이 다 낫지 않았는데 약을 임의로 끊게 된다면, 증상이 다시 나타난다. 그러면 대부분 처음보다 치료하기가 더 어려워진다. 내성이 생기기 때문이다.

 그래서 면담치료의 병행이 필요하다. 약물치료로 급한 불을 끄고 나면 정신질환이 왜 발현되었는지 면담을 통해 탐색해본다. 이것은 환자 혼자서도 가능하기는 하지만, 본인의 정신병리를 스스로 탐구하는 것은 매우 고도의 자아성찰 기능이 요구되기 때문에 대부분의 사람에게는 어려운 일이다. 이때 정신과 전문의는 환자의 거울이 되어 환자가 내면을 탐색할 수 있게 한다. 이런 과정은 최소 1~2년간의 장기간에 걸쳐서 이루어진다. 따라서 환자는 장기간에 걸쳐 해소되지 않은 무의식의 잔여물을 해소하면서 이에 따라 증상 또한 완화된다. 무의식의 잔여물이 증상을 일으키는 것이니 말이다. 무의식의 잔여물이 증상을 일으키는 메커니즘은 무궁무진하지만, 무의식에 쌓인 죄책감이 회개하라는 환청을 불러일으킨다든지 하는 것이다. 이것은 매우 간단하고 직관적인 예시지만, 실제로는 이보다 훨씬 복잡하고 다양하다. 따라서 정신과 전문의는 모든 가능성을 열어두고 환자를 다각도에서 면담치료한다.

이렇게 약물치료와 면담치료, 그리고 그를 통한 환자 자신의 의지가 가미된 무의식 정화가 끝나면 정신병은 마침내 치유된다. 사실 이러한 복잡한 과정이 없어도 시간이 지나면 정신병은 자연 치유되기도 한다. 우리 정신의 자기 정화 능력 때문이다. 하지만 이 또한 시간이 필요하고, 면담치료를 한 것보다 더 오래 걸리기도 하며, 무의식 속으로 문젯거리가 숨어들 수도 있고 오랜 시간 뒤에 다시 나타날 수 있기 때문에 정신과 전문의의 개입이 필요한 것이다.

정신병을 너무 얕보면 안 된다. 정신병이 있다면 정신과 병원을 방문해야 한다. 정신과 의사가 당신을 치료해줄 것이다.

약물 외에 다른 부가적 치료를 권유받았어요

정신과의 주된 치료는 상담치료 및 약물치료지만, 이 외에도 시행하는 치료들이 있다. 그중에는 개인병원에서 시행하는 치료들도 있고, 큰 병원에서 주로 시행하는 치료들도 있다. 최근에는 약물 치료를 꺼리는 환자들을 위해 이런 부가적 치료들을 도입하는 개인병원들이 늘고 있는 추세다. 어떤 치료들이 있는지 한번 알아보자.

경두개자기자극술(TMS : transcranial magnetic stimulation)

경두개자기자극(이하 TMS)은 이름 그대로 머리에 자기장을 쏴서 치료하는 기술이다. 머리에 가해진 자기장은 뇌 안에 미세한 전류를 생성해 낸다. 이 전류는 뇌 안에 새로운 회로를 만들고, 뇌의 신경전달을 원활하게 해준다. TMS는 주로 우울증에 쓰인다. 우울하면 아무래도 신경회로가 둔화되기 때문이다. 하지만 우울증뿐만 아니라 불안장애, 강박증, 약물치료가 어려운 각종 정신질환에도 사용할 수 있다.

TMS의 장점은 무엇보다 부작용이 적은 것이다. 가벼운 두통 정도가 부작용이고, 그것도 처음 회기 때 발견하면 즉시 중단할 수 있는 것이 장점이다. 다만 여러 회기를 지속해야 하기 때문에 치료 효과가 미미해 보일 수 있다.

경두개직류자극술(tDCS : transcranial direct current stimualtion)

경두개직류자극(이하 tDCS)은 앞의 TMS와 거의 비슷한 원리로 작동한다. 둘의 차이점이라고 하면 TMS는 자기장을 내서 이차적으로 전류를 유도해내는 기계이고, tDCS는 전류를 직접 생산해내는 기계라는 점이다. tDCS가 전기를 직접 뇌에 흘려보내기 때문에 더 위험하지 않을까 생각할 수 있지만, 워낙 전류량이 미세해서 인체 위해성이나 부작용

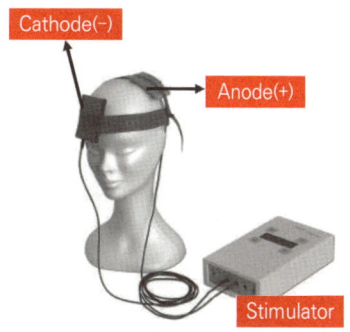

출처 : https://www.clinicalbrain.org/resources/techniques/tdcs/

우려가 크지 않다. 또한 자기장을 생성해내야 해서 덩치가 큰 TMS와 달리 전류를 직접 생산해내면 되기 때문에 기계가 작고 비교적 값이 싼 장점이 있다.

바이오피드백

바이오피드백(bio feedback)은 원래는 대학병원급에서만 많이 사용하던 치료였는데, 최근 정신과가 많이 생기면서 의원급에서도 자주 볼 수 있는 장치다. 치료 원리는 간단하다. 특정 자극을 주고 그에 따른 나의 생리적 반응을 눈으로 본다. 심박수가 올라가고, 호흡이 가빠지는 등의 변화를 눈으로 직접 보는 것이다. 그러면서 환자는 특정 자극이 반응을 일으키는 것뿐만 아니라, 그에 대한 나의 반응이 공포를 또 일으키는 것을 눈으로 확인할 수 있게 된다. 자극에 대한 본인의 반응을 컨트롤하려는 노력과 그에 따른 심박수, 호흡 등의 긍정적 반응 변화를 지켜보면서 자신이 몸의 주도권을 가질 수 있다는 확신을 갖게 하는 데 도움을 준다.

인지행동치료

인지행동치료는 환자의 세상에 대한 왜곡된 인지를 바로잡아 세상과 소통하는 법을 다시 배우는 일종의 훈련이다. 자신의 인지가 잘못되었음을 깨닫고, 세상의 자극에 올바르게 반응하기까지 정신과 의사와 함께 여러 회기를 반복한다. 인지행동치료는 워낙 다양한 종류가 있지만, 여기서는 많이 시행되는 인지행동치료의 종류를 간단하게 알아본다.

노출치료

환자가 두려워하는 특정 자극에 환자를 노출하면서 그에 대한 불안도를 줄여가는 치료다. 오염에 대한 강박이 있는 환자에게 쓰레기통을 만지게 하거나, 차 사고에 대한 트라우마에 시달리는 환자에게 자동차를 보여주고, 태워보는 등의 치료다. 매우 간단한 원리의 치료지만 의외로 효과가 있으며, 환자 혼자서는 매일 피해 다니는 자극들에 대해 정신과 의사가 함께 노출을 시도하면서 환자가 조금씩 나아지는 것을 볼 수 있다.

스키마 CBT

경계성 환자에게 주로 시행되는 치료로, 어렸을 때부터 형성되어온 특정 병적 대응 방식을 캐치해 교육하는 치료다. 예를 들어, '친해진 사람은 항상 언젠가 떠나'라는 생각이 머릿속에 박혀 있는 환자에게는 피상적인 친구관계가 동반될 것이다. 이런 환자에게 치료자와 계속되는 관계 안에서 환자가 그 믿음이 사실이 아닌 것을 깨닫게 해주고, 주변에서도 그것에 반대되는 사례를 찾는 노력을 치료자와 함께해보는 치료다. 이 외에도 모든 것을 통제해야만 된다고 생각하는 사람에게 그렇지 않아도 되는 예를 함께 찾아보면서 이에 대해 조금씩 놔주는 연습을 해보는 치료도 포함된다.

EMDR(Eye movement desensitization and reprocessing)

EMDR은 눈알을 좌우로 돌리면서 고통스러운 기억을 떠올리는 치료법이다. 계속해서 왔다 갔다 하는 점을 응시하면서 의사와 면담한다. 따라서 약간의 최면 상태에서 말하는 느낌이 든다. 그러면서 과거의 고통스러운 기억을 떠올리고, 그대로 느끼며, 처리한다. 이 과정을 수회에서 수십 회 정도 반복하면 고통스러운 기억이 더 이상 나에게 고통스러운 기억이 아니게 된다. 이 치료법은 환자가 느끼기 힘들어하는 기억을 자연스럽게 떠올리고, 의사와 함께 헤쳐나갈 수 있게 도와주는 치료법이다.

물론 그냥 기억을 떠올리는 것 외에도 고통스러우면 쉬어가는 상상을 하기도 하고, 기억 속 고통을 점수로 표현해보기도 하는 다양한 기법이 활용된다. 의사와 함께하기 때문에 회기당 치료비가 10만 원 이상 발생한다. 한 회기에 40분에서 1시간 정도가 소요되며, 보통 수회에서 20회 정도 해야 효과가 있다. 치료의 특징 때문에 PTSD 환자에게 주로 사용되는 치료법이다.

스프라바토

스프라바토는 약물치료이기는 하지만 투약 방법이 색다르다. 경구제가 아닌 코안에 뿌리는 치료를 한다. 효과가 즉각 나타나기 때문에 관찰 시간이 필요해서 치료실이 따로 있다. 주로 자살 사고가 있는 환자를 대상으로 한다. 급격한 자살 사고가 있는 환자에게 케타민 약물을 코에 뿌리고, 자살 사고가 완화되는 것을 목표로 한다. 실제로 약물을 수차례 비강에 분무한 환자에게서 자살 사고가 눈에 띄게 줄어든다. 급성기 치료로 활용되기 때문에 약물 가격이 비싼 편이다. 약물을 사용한 뒤 어지러움 등의 부작용이 있을 수 있어서 약물 분무 후 누워서 관찰하는 시간이 30분가량 발생하는 치료다.

전기경련치료(ECT : Electro-convulsive therapy)

전기경련치료는 전기를 두개골에 직접 가해서 환자에게 경련을 일으키는 치료다. 앞에서 나온 TMS나 tDCS에 비해 훨씬 많은 양의 전류를 가하는 것이기 때문에 환자가 순간적으로 몸이 경직되는 것을 직접 눈으로 볼 수 있는 치료다. 치료 특성상 전기경련치료는 약물이나 다른 대안이 없을 때 시행하는 치료다. 주로 조현병이나 조증이 심해서 자·타해 위험이 크지만, 약물이 효과가 없거나, 약물치료가 불가능한 경우 (예를 들어, 환자가 임신 중인 경우) 시행한다. 임신 중인 환자에게 전기경련치료가 위험할 것 같지만, 약물 투여보다 훨씬 안전하다.

전기경련치료의 시행은 일단 전신 마취를 해서 환자가 경련의 고통을 느끼지 못하게 한 후, 머리 양쪽에 전극을 부착해 전기 자극을 가한다. 환자가 1~2분 정도 경련을 마치면 마취를 깨우는 것이 치료의 전부다. 치료의 특성상 환자가 치료 이후에 두통이나 근육통을 호소하는 경우가 꽤 있다. 또 다른 주요 부작용은 이전 사건에 대한 기억 상실이다. 장기 기억은 보존되는 편이지만, 치료받기 직전의 사건들에 대해서는 기억을 잘 못 한다.

　전기경련치료는 그 시행의 어려움과 부작용 때문에 대학병원급에서도 일부 병원에서만 가능하다. 치료는 1회 시행으로 끝나지 않고 보통 5~10회기 정도 반복해서 경련을 주며, 치료는 2주에서 한 달 정도 지속된다.

정신과 의원에 방문해보세요

동네 정신과 의원에서 주로 다루는 질환들

이번 장에서 소개되는 질환은 대부분이 정신과 의원 외래에서 통원 치료하는 질환이다. 이제부터 나오는 질환이 의심된다면, 가까운 정신과 의원을 방문해 보자.

최근 큰일이 있고부터
일상생활이 안 돼요
- 적응장애

적응장애는 우리나라에서 정신과를 찾는 사람들이 가장 많이 진단되는 진단명 중 하나다. 우울증이나 공황장애보다는 다소 생소할 수 있는데, 무슨 병이길래 그렇게 많이들 걸리는지 한번 알아보자.

PTSD인 줄 알았는데 적응장애였잖아?

"저 PTSD인 것 같아요."
"PTSD 생겼어요."
"트라우마예요."
외래에 오는 환자들이 자주 하는 말이다.

최근 묻지 마 살인사건이나 참사 등 커다란 외상성 사건들이 일어나면서, PTSD(Post traumatic stress disorder : 외상후 스트레스장애)가 언론을 통해 대중에게 많이 노출되어서 그런지, 외래에 오는 환자들 중 많은 이들이 "저 PTSD인 것 같아요", "PTSD 생겼어요", "트라우마예요"라고 말한다. 하지만 진료를 보면 사실 이들 중 진짜 PTSD는 많지 않다. 대략적인 비율은 절반 정도다. 나머지 절반은 무엇일까? 환자들이 거짓말이라도 한다는 말인가?

다음 사례를 보면서 차근차근 알아보자.

> 40세 H씨는 회사에서 희망퇴직을 권고받은 뒤 밤에 잠을 이루기가 어렵고, 쉽게 화가 나는 증상을 호소하기 시작했다. 이후 일에 집중하기 어렵고 쉽게 멍해지는 등 회사 일뿐만 아니라 가정이나, 모임에서도 이상한 모습을 보여주었다. 또한 어느 순간부터는 불안해지고 가슴이 답답해지기도 했다. 정신과 내원 시 H씨는 회사를 그만두는 것에 대한 불안감을 호소했으며, 왜 나에게 이런 일이 일어났는지 모르겠다고 한숨만 쉬는 모습이 관찰되었다. H씨는 기분이 우울한 것은 아니지만, 자꾸 회사에서 상사가 자신에게 사직 통보할 때의 장면이 떠오르고, 회사를 퇴직한 이후에 자신이 어떻게 살아갈지에 대한 생각만 자꾸 하게 된다고 했다. 이전에 정신과를 다닌 적도 없고, 심전도나 엑스레이 등 다른 신체검사상 이상 소견은 발견되지 않았다. 이에 주치의는 외래에서 항불안제와 항우울제로 치료를 시작했으며, 증상이 완화된 환자는 4개월 뒤 비슷한 업종의 회사 취업에 성공했다. 이로부터 2개월 뒤에는 증상이 완전히 호전되어, 약물치료를 서서히 종결하기로 했다.

적응장애의 특성

이와 같은 사례는 PTSD가 아니라 적응장애의 대표적인 예다. 적응장애는 PTSD와 같은 질환군에 속하기 때문에 비슷한 점이 참 많다.

'특정 사건'을 겪은 뒤에 증상이 발생하기 시작하며, 이러한 특정 스트레스 요인에 대해 자꾸 반추하고 생각하게 된다. 하지만 이 같은 사례를 PTSD로 분류할 수는 없다. 그 이유는 PTSD의 진단에는 심각한 부상이나 죽음에 대한 실제적 경험이 필요하기 때문이다. 따라서 상사의 꾸지람이나 폭언과 같은 사건을 겪은 뒤 따라오는 불안감, 두근거림, 집중력 저하 등의 정신적 증상은, 그 양상이 PTSD의 그것과 비슷할지라도 PTSD가 아닌, 적응장애로 진단한다.

적응장애의 가장 큰 특징은 증상 범위가 넓다는 점이다. 선행 스트레스 요인만 있으면, 그에 따라 나타나는 우울, 불안, 집중력 저하, 짜증, 기억력 감퇴, 반추사고 등 많은 양의 정신적 증상이 모두 일어날 수 있다. 스트레스 요인 또한 외상성 사건의 경우를 제외한 금전, 건강, 결혼, 이사 등 다양한 사건들을 포함한다. 하지만 그것은 환자의 생명을 위협하거나 실제적 부상과 이어지는 연관이 전혀 없다. 일상생활에서 받는 스트레스가 다양해지고 당연한 요즘, 적응장애는 실생활 어디에서나 일어날 수 있는 정신질환이다.

따라서 우리나라 정신과 외래에 내원하는 10~40% 정도의 환자가 적응장애 환자로 진단되며, 이는 단일 질환으로는 정신과에서 가장 흔한 질병으로 봐도 무방하다. 우리가 적응장애에 대해 잘 알아야 하는 이유다. 언제, 어디서, 어떤 스트레스로 우리가 걸릴지 모르기 때문이다. 물론 스트레스가 있다고 모두가 적응장애에 걸리는 것은 아니고, 개인의 기질 및 스트레스 취약성에 따라 영향을 받기는 하지만, 어쨌든 개인이 느끼는 스트레스의 정도가 크다면 누구나 걸릴 수 있는 질환이 적응장애다.

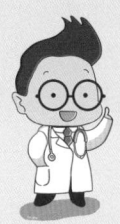

적응장애는 어떻게 치료하나요?

약물과 상담, 인지행동치료

그렇다면 정신과 의사는 이러한 적응장애에 어떻게 접근할까? 필자는 적응장애의 정의에서 그 해법을 찾는다. 바로 '선행하는 스트레스 요인'이 있어야 한다는 부분이다. 스트레스 요인이 있어야 병이 있다는 것은, 스트레스가 없다면 치유된다는 점이다. 당연한 말처럼 들리지만 그렇다. 스트레스 요인이 없어지면 적응장애는 치료된다. 실제로 적응장애의 진단기준을 살펴보면, '스트레스 요인 또는 그 결과가 종료된 후에 증상이 추가 6개월 이상 존재하지 않는다'라고 명시되어 있다. 스트레스 요인만 없어지면 반년 이내에 좋아지는 것이다.

하지만 말이 쉽지, 요즘 같은 세상에 스트레스 요인이 완전히 사라지는 것은 쉽지 않다. 예를 들어, 이혼하더라도 배우자의 흔적이나 과거를 떠오르게 하는 일들은 쉽게 사라지지 않는다. 여기에서 정신과 전문의의 역할이 있다. 스트레스 요인이 완전히 사라지는 망각의 순간까지 걸리는 시간을 벌어주는 것이다. 스트레스 원인이 있는 기간에는 우울, 불안, 불면과 같은 증상이 흔히 발생할 수 있으므로, 그것을 약물과 상담, 인지행동치료 등을 통해 교정해준다. 이와 같은 치료를 시행하면서 증상이 호전된 우리는 일상생활을 할 수 있고, 그렇게 시간이 지남에 따라 우리는 사건을 잊고 어느새 치료를 종결할 수 있다.

그런데 사건으로부터 오랜 시간이 지나도 증상이 계속되는 경우가 있다. 이 경우, 적응장애가 아닌 다른 질병들을 의심해봐야 한다. 실제로 특정 사건이 방아쇠(trigger, 트리거 : 어떤 행위를 촉발시키는 요인)가 되어 우울장애나 공황장애 등이 발병하는 경우가 있으므로, 이런 경우 전문의의 감별과 추가적 치료 개입이 필요하다. 사실 적응장애의 경우 우울이나 불안, 불면 등의 증상에 대해서 대증적인 약물치료가 사용되기는 하지만, 장기적인 치료보다 사건의 여파가 끝날 때까지 일시적인 경우가 많다. 적응장애의 주된 증상에 따라 항우울제, 항불안제, 수면제 등을 사용한다. 인지행동치료 역시 사용해볼 수 있다.

이 외에 주변 사람이 적응장애에 걸린 것이 의심된다면, 어떻게 대해야 하는지 팁도 간단하게 소개한다.

일단 환자가 사건과 최대한 멀어지고 망각하는 것이 중요하므로, 가슴 아픈 사건에 대해 최대한 언급을 자제하고, 다른 주제로 넘어가는 태도가 필요하다. 스트레스 사건에 대해 적응장애의 증상이 일어날 정도로 힘든 사람에게는, 그 사건에 대해 자꾸 언급하는 것 자체가 새로운 스트레스를 낳을 수 있다. 그것이 꼭 폭행이나 범죄 같은 극단적인 사건이 아닐지라도, 당사자 입장에서는 엄청난 스트레스 요인이다. 따라서 적응장애 환자에게는 힘든 것을 덜어준다고 자꾸 사건이나 스트레스 요인에 대해 언급하는 것보다, 그저 지지적인 태도로 묵묵히 들어주는 것이 낫다. 정신과 전문의도 이러한 원칙에 따라 급성기 적응장애 환자에게는 사건에 대해 직접적으로 이야기하지 않고 그저 증상만 물어보고 치료한다.

적응장애는 상당히 흔한 질병이다. 따라서 내가, 혹은 주변의 누군가가 어떤 사건을 겪고 일상생활이 어려울 정도로 힘들어한다면, 주변의 정신과 의원에 내원하기를 권유해보는 것은 어떨까?

우울해서 아무것도 하기 싫어요
- 우울장애

우울장애는 우리가 많이 말하고 언론에서도 자주 언급되는 편이어서, 우리는 우울에 대해 잘 알고 있는 것처럼 착각할 수 있다. 하지만 실제로 우울증, 우울장애가 어떤 질환인지, 어떤 경우에 병원에서 치료할 정도인지 막상 잘 모르는 경우가 많다. 이번 기회에 우울증의 질환명인 우울장애에 대해 알아보자.

우울장애란 우울감의 총 모음집

"우울하다"라는 말을 우리는 참 자주 한다. 심지어는 "나 우울증인 것 같아"라는 말도 꽤 한다. 그런데 어떤 것은 병이고, 어떤 것이 그냥 단순히 지나가는 우울인지 우리는 알지 못한다. 정신과에서는 이런 우울을 어떻게 볼까?

> 29세 P씨는 공무원을 준비하는 공시생이다. 최근 두 번 시험에서 낙방하고 세 번째 시험을 준비 중이다. 그런데 요즘 들어 통 공부가 손에 잡히지 않는다. 공부하다가 멍하기 일쑤고, 종일 피곤하다. 재미있는 게 없고, 친구를 만나도 즐겁지 않다. 밤에는 잠을 못 자고, 낮에는 졸리기 일쑤다. 그러다 보니 '이렇게 살아서 뭐 하나, 차라리 여기서 끝내 버릴까?' 같은 극단적인 생각까지 들기도 한다. 최근 어머니와 식사 자리에서 밥을 많이 못 먹고, 축 처진 모습을 보여 어머니의 권유로 정신과에 내원했다. 의사는 P씨의 증상 발현 기간과 여러 가지 증상을 묻더니, '주요 우울장애'로 진단했다.

P씨에게는 왜 우울장애가 생겼을까? 공무원 시험에 자꾸 떨어졌기 때문일까? 그렇지 않다. 우울장애는 꼭 선행하는 스트레스 요인이 없어도 된다. 앞서 다루었던 적응장애와는 다른 점이다. 여러 가지 진단기준이 있지만, 요약하자면 우울감, 불면, 죽고 싶다는 생각, 허무감 등의 증상이 나타나면서, 그로 인해 일상생활이 불가능할 때 주요 우울장애로 진단한다. 그러니까 원인이 있든 없든 증상만 심각하고 일정 기간을 충족하면 주요 우울장애다.

앞선 사례와 같이 주요 우울장애는 유발하는 어떠한 스트레스 요인이 있는 것처럼 보이는 경우가 많다. 하지만 꼭 그런 것은 아니다. 우울장애는 아무런 이유 없이도 걸릴 수 있는데, 왜 그런지 잠깐 짚고 넘어가자.

우울이 생기는 것은 자연스러운 것

우리가 겪고 있는 이 우울이라는 녀석을 알아보기 위해 잠깐 원론적인 이야기를 하겠다. 우리의 삶은 파동으로 이루어져 있다. 혈당도, 몸무게도, 심장 박동도 다 파동이고 주기적인 변동성이 있다. 이와 마찬가지로 우리의 '기분' 또한 변동성이 있다. 바이오리듬 같은 것 말이다. 때로는 아무 이유 없이 기분 나쁠 때가 있고, 별것도 없는데 기운이 날 때도 있다.

그런데 일부 사람의 경우, 이 변동 폭이 매우 크다. 또는 아래쪽(우울한 쪽)으로 치우친 사람도 있다. 이런 경우 쉽게 '우울 기분'에 빠질 수 있다. 조그마한 스트레스에도 우울할 수 있고, 심지어 아무 이유 없이 우울해져서 일상생활이 어려울 수 있다. 즉, 우울장애에 걸리기 쉬운 것이다.

따라서 어떤 사람들에게 우울장애는 특별한 이유 없이 걸릴 수 있는 마음의 감기 같은 것이다. 몸에도 다소 약한 체질이 있듯이, 우리 기분에도 약한 성향이 있는 것이라고 할 수 있다. 그렇다고 정신과에 온 우울장애 환자에게 정신과 전문의가 "환자분은 우울에 쉽게 빠지는 체질이니까 그냥 감내하고 사십시오"라고 말하지는 않는다. 우리 몸에서 부족한 부분이 있으면 보완해주어야 하는 것처럼, 정신도 마찬가지다.

우울장애의 기분 곡선을 위로 끌어 올려주는 것에는 두 가지 방법이 있다. 한 가지가 약이고, 다른 한 가지는 생활습관 교정이다. 정신과 의원에 내원하는 우울장애 환자에게 정신과 전문의는 둘 다 권할 수도 있고, 둘 중 하나만 권할 수도 있다. 대개는 생활습관 교정이 우선되지만, 경험상 증상이 심할수록 효과는 약이 더 우세하다. 그렇기에 약부터 간단하게 알아보자.

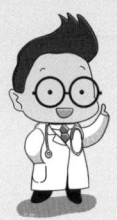
우울장애는 어떻게 치료하나요?

약물 vs 생활습관 교정

많은 사람들이 우울증 약, 그러니까 항우울제에 대해 정신과 약이라는 편견이 있다. 하지만 항우울제는 쉽게 말해 호르몬 조절제다. 몸 안의 자연 성분인 '세로토닌'의 양을 조절해준다. 마치 우리가 흔히 접하는 혈당 약이나 갑상선 호르몬제처럼 말이다. 단지 그 작용 부위가 다른 장기가 아닌 뇌일 뿐이다. 항우울제는 다른 향정신성 약물들과 달리 내성이나 금단이 거의 없고, 장기 복용(6개월 이상)도 가능하다. 그러니까 우울 증상으로 고생하고, 일상생활도 어려우며, 최악의 경우 목숨까지 잃을 수 있는 우울장애 환자분들에게는 꼭 필요한 선택지라고 할 수 있다.

다음으로 생활습관 교정이다. 생활습관 교정은 많은 부분에서 필요하다. 우울이란 것은 결국 감정 레벨이 아래로 처지는 것이기 때문에, 이를 방지할 수 있는 습관들이 모두 우울증 예방에 효과적이다. 이는 개인에 따라 모두 다르겠지만, 나의 기분을 저해시키는 것을 끊는다는 점이 가장 기본 원칙이다. 만약 회사 생활같이 생계를 유지하기 위해 어쩔 수 없이 해야 할 경우에는, 만성적으로 기분이 처지는 것을 방지하기 위해 내 기분을 보완해줄 수 있는 좋은 요소들을 생활에 더해야 한다.

힘든 회사 일이 끝나고 반신욕을 하거나, 잔잔한 음악을 들으며 드라이브하는 것처럼 간단한 습관들도 좋다. 즉, 나의 기분을 저해하는 것을 치우고, 간단하지만 기분 좋은 일들로 그 시간을 채우는 것이다. 우리의 기분은 신경 써주는 만큼 올라간다. 바쁘다는 핑계로 재미있고 자극적인 것으로만 시간을 채우지는 않았는지 돌아보자. 스마트폰이나 게임 같은 것은 재미는 있을지 몰라도 감정 수준을 올려주지는 못하는 경우가 많다.

이 외에도 정신과에 가면 주요 우울장애 환자에게 경두개자기자극술이나 전기경련치료 등의 생물학적 치료를 해주기도 한다. 이 중 TMS는 머리에 자기장을 일으켜 우울감을 치료하는 방법으로, 부작용이 적기 때문에 비교적 접근이 쉽다. 또한 최근에는 코에 뿌리는 우울 치료제 또한 개발되어 처방받을 수 있다. 이러한 치료들은 앞서 PART 01에서 모두 설명해놓았으므로 참고하기를 바란다.

생활습관을 교정하고, 병원에 내원해서 약을 먹으라는 것은 정말 당연한 말들일 수 있지만, 생각보다 우리 일상에서 실천하지 못하고 있는 부분일 수 있다. 우울을 잘 알아차리고, 우리의 감정도 몸만큼 챙겨주는 독자 여러분이 되길 바란다.

항상 심한 불안이 찾아와요
- 불안장애

사실 불안은 우리 삶을 지켜주는 소중한 존재다. 미래에 대한 불안이 없다면 미래를 대비하지 않아 삶이 위태로울 수 있고, 위험에 대한 불안이 없다면 사고를 당할 가능성이 크다. 하지만 이렇듯 고마운 존재인 불안일지라도 과도하면 문제가 된다.

정신과에서는 불안의 대상을 크게 세 가지로 본다. 미래, 외부 환경, 그리고 자기 자신이다. 실제로 우리가 가지는 대부분의 불안은 이 세 가지 중 하나다. 몸이 아프지 않을까 하는 불안은 자기 자신에 대한 불안이고, 돈이 없으면 어떻게 할까 하는 불안은 미래에 대한 불안이다. 또 내가 어디 가는 도중 위험해 보이는 물건을 봤을 때 문득 다치지 않을까 하는 불안이 오는 것은 외부 환경에 대한 불안이다.

불안의 종류가 다양한 만큼 불안이 과도한 질환인 불안장애에도 다양한 종류가 있다. 그중 가장 흔한 편인 공황장애의 경우 다음 장에서 다루고 있으므로, 이번 장에서는 그다음으로 대표적인 두 가지를 알아보도록 한다.

모든 것이 불안한 범불안장애

> 54세 R씨는 최근 들어 불안이 늘어서 정신과를 방문했다. 원래도 불안이 많은 성격이어서 자녀들이 늦게 귀가하면 심하게 걱정하고, 잠이 들지 못하기도 했다. 그런데 최근에는 자신과 별로 상관없는 일에까지 크게 걱정을 표하면서 문제가 생기기 시작했다. 불안으로 인해 다른 사람의 일에 과도하게 참견하다가 다투기도 하고, 나라가 망한다면서 전쟁이 난다느니, 지진이 날 것 같다느니 하며 그에 대한 대비책으로 집에 식량을 쌓아놓는 모습까지 관찰되었다. 이에 자녀들의 강한 권유로 정신과를 방문하기에 이르렀다.

범불안장애는 말 그대로 모든 것이 불안한 질환이다. 범사에 불안해해서 범불안장애라고 이름이 붙었다. 사소한 것부터 중요한 문제까지 모두 최악의 경우를 상정하며 불안해한다. 어찌 보면 어르신들의 걱정이나 조심성과 착각할 수도 있지만, 일상생활이 어려울 정도의 걱정인 점이 정상과의 감별 포인트다. 너무 큰 걱정으로 일상생활에 지장이 생겨서 일을 못 하거나 중대한 변화가 생긴다면 범불안장애를 의심해봐야 한다.

특정 대상이 불안한 특정 공포증

다음으로는 주변에서 볼 수 있는 정신질환 중 굉장히 흔한 질환인 특정 공포증이다.

> 32세 A씨는 불과 화기에 대한 두려움으로 인해 정신과를 찾았다. 20대 이전에는 특별히 무서움을 느끼지 않았었다. 하지만 어느 때부터인가 부탄가스나 LPG통 등 폭발 가능성이 있는 것을 보면 멀리하곤 했다. 그러다가 식당에 가서 가스레인지에 바로 조리해주는 음식은 아예 먹지도 못하는 수준이 되었고, 집 안에서도 가족들이 요리하기 위해 가스를 켜면 자꾸 신경 쓰고 밖으로 나가버리는 모습에 가족들의 권유로 정신과를 방문하게 되었다.

특정 공포증은 어떤 특정 대상에 대해 비정상적인 공포를 느끼는 병이다. 흔하게는 벌레가 무서워서 일상생활이 어렵다든가, 불이 무서워서 불 관련한 일은 아예 못하는 경우다. 불안의 대상이 될 수 있는 대상은 사실상 세상 모든 것이기에, 이 질환이 있는 사람은 매우 흔하다. 하지만 대부분의 사람들은 정신과를 방문하지 않고, 그 특정 대상을 요리조리 피하면서 잘 살아가고 있기에, 정작 정신과에 방문하는 순위로 가장 높지는 않다. 치료의 경우도 항불안제 등 약을 사용하기보다는 최대한 특정 대상을 피하는 환경을 마련할 수 있도록 상담해보는 것을 택한다.

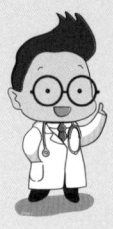
불안장애는 어떻게 치료하나요?

항우울제, 항불안제, 인지행동치료

이토록 다양한 불안장애의 종류가 있지만, 주 증상이 불안이기 때문에 치료가 비슷한 편이다. 일단 약물의 경우 항우울제와 항불안제를 쓴다. 불안장애니까 항불안제를 쓰는 것은 알겠는데, 항우울제를 쓰는 이유는 불안의 기저에 우울도 존재한다고 생각하기 때문이다. 또한 항불안제의 경우 장시간 사용하면 내성이나 금단 증상이 나타날 수 있어 다량을 장기복용하는 것이 어려우므로, 비교적 장기적으로 사용할 수 있는 항우울제가 주 치료제가 된다.

불안장애에서 쓰이는 인지행동치료는 노출치료가 주된 치료법이다. 노출치료를 통해 불안 대상에 환자를 점진적으로 노출하고, 그 반응을 단계적으로 경감시킨다. 한마디로 조금씩 무뎌지게 만드는 것이다. 노출치료 중에는 한꺼번에 커다란 자극을 주어서 자극에 대한 반응을 적게 만드는 홍수법도 있다. 이 외에도 바이오피드백이나 정신치료 등이 사용된다.

불안장애는 흔한 만큼 주변에서 자주 볼 수 있다. 혹시 주변 사람이나 독자 본인이 커다란 불안에 어려움을 겪고 있다면, 가까운 정신과를 방문해보는 것도 좋을 것이다.

TV에서만 보던 공황이 나에게도?
- 공황장애

공황장애는 현대사회에 흔한 질병이어서 한 번쯤 들어본 적이 있을 것이다. TV에 나오는 연예인들부터 수험생에 이르기까지 많은 사람이 공황장애에 걸린다. 이 사람들의 공통점을 굳이 찾아보자면 긴장할 일이 조금 많다는 점 정도일까? 별다른 특이 공통점이 생각나지는 않는다. 그렇다면 왜 사람들은 공황장애에 걸릴까?

현상이 불안을 만드는 공황장애

유명한 심리학 이론 중에는, '자세가 자신감을 만들어낸다'라는 이론이 있다. 이론에 따르면, 위축된 자세보다 가슴을 편 당당한 자세로 대기하다가 면접에 임한 사람이 더 결과가 좋았다고 한다. 이와 비슷하면서도 반대의 효과를 만드는 질병이 바로 공황장애다. 위축된 자세가 안 좋은 결과를 만드는 것과 매우 비슷하다. 다음 사례를 보자.

> K씨는 평범한 직장인이다. 어느 출근 날 아침, K는 여느 때 같이 지하철을 탔다. 지하철에는 평소처럼 많은 사람이 있었다. 그런데 열차가 역에 정차한 뒤 사람들이 한바탕 내리고 새로 타던 순간, K씨는 갑자기 어지럽고 심장이 두근거리는 느낌을 받았다. 시간이 지날수록 호흡이 가빠지고 숨을 못 쉴 것 같은 느낌까지 들었다. 뭔가 이상함을 느낀 주변 사람들이 자리까지 양보해주지만, K씨는 더는 버티지 못하고 지하철에서 내렸다. 지하철에서 내리자, 증상은 조금씩 가라앉았다.
>
> 하지만 진짜 문제는 그다음부터였다. 사람들이 많은 곳이나 대중교통에서 이전과 같은 호흡 곤란이나 가슴 두근거림이 시작되었다. 이는 점점 더 심해져서, 대중교통을 타지 않은 평상시에도 똑같은 증상이 약하게나마 나타났다. K씨는 회사에 출퇴근하기가 어려워 더 이상 일상을 지속할 수 없었고, 병원을 방문하기에 이르렀다. 하지만 평소 방문하던 동네 내과나 가정의학과에서는 갖은 검사에서도 특별한 이상 소견은 관찰되지 않는다고 했다. 여러 병원과 한의원까지 전전하던 끝에 K씨는 인근 정신건강의학과를 방문했다.

우리는 때로 긴장되는 일이 생기면, 몸에서 반응이 나타난다. 심장이 두근거리고 호흡이 가빠진다. 손에 땀이 나기도 하고 긴장이 너무 오래 지속되면 두통이나 어지러움까지 나타날 수 있다. 그런데 긴장을 할 만한 상황이 아닌데도 이러한 증상이 나타나는 병이 바로 공황장애다.

긴장은 '자율신경계'와 관련 있다. 사람이 계속 긴장에 노출되다 보면, 자율신경계에도 과부하가 걸리고 문제가 생긴다. 그래서 긴장을 할 만한 상황이 아닌데도, 조그만 스트레스에도 긴장한 것처럼 반응하곤 한다. 신기하게도, 이때 우리의 자율신경계는 마치 긴장한 것과 같은 신체 증상을 만들어낸다. 실제로 그런 반응들이 필요한 상황이 아닌

데도 말이다. 그렇게 호흡이 가빠지고 가슴이 두근거리기 시작하면, 우리의 몸은 그것을 긴장의 신호로 받아들인다. 그리고 이러한 신체 증상들이 새로운 불안과 긴장을 만들어낸다. 주객이 전도된 것이다. 불안할 만한 상황이 신체 증상을 만들어야 하는데, 신체 증상이 새로운 불안을 만들어내는 것이다.

이런 현상을 겪고 나면, 사람은 점점 더 많은 상황에 불안해지기 시작한다. 자그마한 스트레스라도 생길 상황이 되면, 이전의 호흡 곤란과 두근거림과 같은 증상이 나타날까 봐 불안해하기 시작하는 것이다. 그렇게 사람이 많은 곳을 피하고, 일터에도 나가지 못하게 되며 점점 고립된다. 그렇게 모든 주변 자극을 차단하면서 사회와도 멀어질 수 있는 병이 공황장애다.

그렇다면 왜 자그마한 스트레스에도 과도한 신체 증상이 나타나는 것일까? 이것은 우리 안에 쌓인 우울, 불안과 연관이 있다. 우리가 인식하지 못한, 억눌러버린 우울과 불안이 쌓이면, 조그마한 자극에도 이런 증상이 촉발될 수 있다. 사람의 무의식에 해소되지 않은 우울과 불안이 있고, 그것이 표출될 기회가 없으면 자그마한 자극도 그것을 표출하게 된다. 몸에서 쌓인 것을 풀어달라고 신호를 보내는 것이다. 이러한 우울과 불안의 표출은 공황증세라는 여러 신체 증상을 만들어내면서까지 나오게 된다.

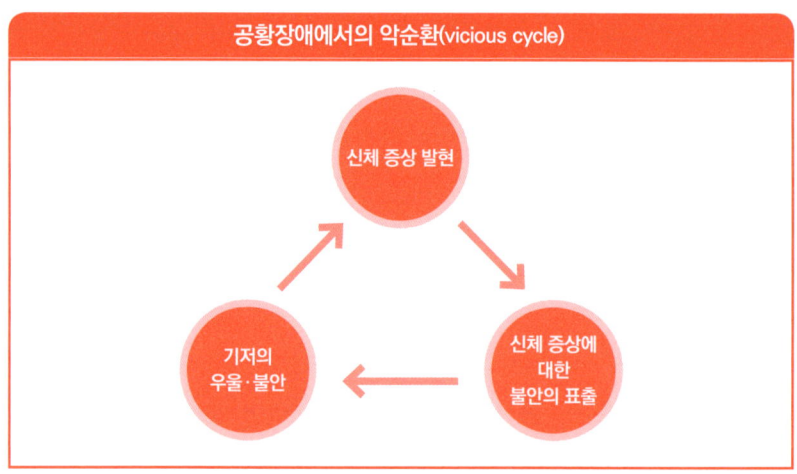

따라서 신체 증상에 따른 불안은 새로 생긴 것처럼 보이지만, 실제로는 나의 내면에 이미 존재하던 불안이다. 이러한 공황 증세를 미리 방지하려면, 평소에 우울과 불안을 즉시 해소하는 연습을 하는 것이 좋다. 우울과 불안은 있는 그대로 느끼면 사라진다. 또는 운동이나 명상을 통해 해소할 수도 있다. 하지만 바쁜 현대인들에게 운동이나 명상은 사치처럼 느껴지고, 사람들은 감정을 해소하기보다는 잊고 넘겨버리거나 무의식에 쌓아둔다. 게임이나 SNS에 몰두하는 것 등을 통해 시간을 보내면 감정을 해소하지 않고도 망각할 수 있다. 그러다 보니 내면에 해소되지 않는 감정이 쌓인다.

내면의 우울과 불안과 같은 감정이 이미 많이 쌓여서 공황증세가 발생하고 있는 환자라면, 공황이 발생하는 원리를 통해 치료해야 한다. 공황장애로 정신과에 방문하면 정신과 전문의도 마찬가지로 이러한 원리를 이용해 여러 치료를 한다. 정신과에서는 어떻게 공황장애를 치료하는지 알아보자.

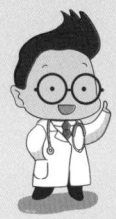
공황장애는 어떻게 치료하나요?

약물치료 vs 노출치료

일단 가장 기본적인 치료는 약물치료다. 공황장애로 정신과에 내원하면, 보통 많이 쓰는 약이 항우울제와 항불안제다. 항불안제는 이해가 가는데, 왜 불안에 항우울제를 쓰는지 이해하기 어려운 분들이 있을 것이다. 앞에서도 말했듯이, 공황장애 환자의 내면에는 우울이 쌓여 있다고 보기 때문에 항우울제를 사용한다.

다른 치료로는 바이오피드백이 있다. 바이오피드백은 불안한 상황을 떠올리면서 자신의 맥박이나 호흡이 어떻게 변하는지 모니터를 지켜보는 치료다. 생각만으로도 자신의 호흡과 맥박 수치가 올라가는 것을 보면서 불안감이 신체 증상을 만드는 것을 직접 관찰한다. 그러면서 그 신체 증상이 다시 불안감을 만들어내는 악순환을 끊어가는 것이다. 이렇게 공황증세가 만들어지는 과정을 객관적으로 지켜보는 것만으로도, 환자들의 증세는 많이 호전된다. 본인의 생각이 증세를 만드는 것을 스스로 깨닫게 해주기 때문이다.

이 외에도 공황장애에는 노출치료를 사용하기도 한다. 노출치료는 공황증세를 불러일으키는 환경에 환자를 단계적으로 노출해 자율신경계를 둔화시키는 연습을 하는 것으로, 주로 광장공포증을 동반한 공황장애에 많이 사용한다. 광장공포증이란 사람들이 많은 곳에서 공황증세가 나타나는 것이므로, 사람들이 많은 환경에 환자를 노출시켜서 치료하는 것이다.

　공황장애가 생기는 이유와 이에 따른 치료법들을 간단하게 알아봤다. 공황장애 또한 내면에 쌓인 감정들을 해소하기 위해 생긴 하나의 표출 수단이므로, 정신병이라고 너무 겁내거나 치료를 꺼릴 필요가 없다. 언제라도 공황 증상이 느껴진다면 가까운 정신건강의학과를 방문하기 바란다.

잠을 잘 수 없어서 너무 괴로워요
- 불면장애

정신과에 오는 대부분의 사람이 어떤 질환으로 진단받든지 간에, 잠을 못 자는 증상을 호소한다. 거의 대부분의 정신과 질환들이 불면을 일으킬 수 있다. 그래서 불면장애만 있는 환자는 드문 편이며, 다른 질환과 동반하는 경우가 많다.

> 60세 U씨는 불면 증상을 주 호소로 내원했다. 별다른 이유 없이 1년 전부터 잠이 안 오기 시작했으며 수면 시간은 점점 줄어 이제는 4시간도 채 되지 않는다고 했다. 짧은 시간 동안 2~3번 정도 깨고, 새벽 3~4시에 깨서 아침까지 눈만 감고 누워 있다가 출근해야 하는 때가 많다고 한다. 그러다 보니 직장에서는 졸기 일쑤고, 얼마 전에는 운전하다가 졸음운전을 할 뻔한 적도 있다. U씨는 이 소식을 들은 자식들에 의해서 정신과를 방문하게 되었다. 면담 및 검사상 U씨에게 우울이나 불안 증세는 딱히 관찰되지 않았다.

U씨와 같은 사례에서 잠은 도대체 왜 안 오는 것일까? 잠이 오지 않는 이유는 사람마다 다양하다. 생활습관이 좋지 않아서, 스트레스가 있어서, 심지어는 나이가 들어가면서 잠이 없어지는 분들도 있다. 따라서 모두 일괄적으로 동일한 처방이 아니라 환자의 병력 청취를 자세히 해보고 치료에 들어간다. 또한 불면장애와 동반되는 우울증 같은 정신질환이 있다면, 정신질환의 치료가 곧 불면장애의 치료가 될 수 있다.

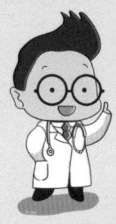
불면장애는 어떻게 치료하나요?

생활습관 교정, 광치료, 행동요법

그러면 수면장애로 진단되면 정신과에서는 어떻게 치료할까?

우선 생활습관 교정이 우선이다. 좋은 습관은 늘이고, 안 좋은 습관은 줄인다. 인터넷만 찾아봐도 정말 많은 방법이 있지만, 그중에서도 꼭 필요하고 중요한 것들만 모아봤다.

일단 수면 루틴을 만드는 것이 좋다. 이 방법은 아이들 수면에 부모들이 흔히 쓰는 방법인데, 어른에게도 효과가 좋다. 자기 전 2시간 전쯤 샤워하고 세면을 마친 뒤, 좋아하는 잔잔한 취미를 하면서 서서히 잠을 유도해본다.

다음으로는 낮 동안 햇볕을 많이 쬐어야 한다. 낮 동안 햇볕을 쬐는 행위는 별것 아닌 것 같아도 멜라토닌 생성에 관여하기 때문에 자연적으로 수면유도제를 처방받는 것과 같은 행위다. 거기다가 외출하게 되니 육체적·정신적 피로감을 유발해서 밤에 잠이 잘 온다.

셋째로 지나친 낮잠과 자기 직전 격렬한 운동 및 각성 유도 행위를 피한다. 지나친 낮잠을 피하는 이유는 당연히 밤에 잠이 오지 않기 때문이며, 자기 전 격렬한 운동이나 무서운 영화 시청 등은 교감신경을 활성화시켜 잠을 달아나게 만들기 때문이다. 이 외에 잠들기 전 커피나 음주를 피하는 것은 여러분도 잘 알 것이다.

이와 같은 생활습관 교정으로 안 되면 정신과 전문의가 수면제 처방을 시작한다. 수면제라고 썼지만, 수면 효과가 있는 약은 정말 많다. 사실 대부분의 정신과 약이 졸리다고 해도 과언이 아니다. 항우울제, 항불안제, 항정신병약, 수면유도제, 수면제 등의 약이 수면에 효과가 있다. 따라서 정신과 의사는 환자의 부가적 증상에 따라 적절한 약을 선택한다. 불안이 동반된 경우에는 항불안제를, 우울이 동반되는 경우에는 항우울제를 사용하는 식이다. 다른 증상 없이 수면 증상만 있는 경우에는 수면유도제 종류부터 사용해본다. 수면유도제 중에 흔히 많이 사용되는 약은 멜라토닌 계열 약으로, 인체 유래 성분이기 때문에 부작용이 적지만 효과도 적다. 수면유도제 중 히스타민 계열 약도 있는데, 항히스타민제는 정신과 계열 약은 아니지만, 졸음의 부작용이 있기 때문에 쓰기도 한다. 수면유도제로 치료가 어려운 경우 수면제까지도 사용하는데, 흔히 알고 있는 졸피뎀 계열 약이다. 졸피뎀 계열 약은 내성과 금단, 부작용이 강하기 때문에 장기간 사용은 피하고 전문의와 꼭 상의해서 복용해야 한다.

이 외에도 광치료가 사용된다. 광치료는 말 그대로 인체에 해롭지 않은 광파장을 낮에 쬐어서 밤에 자연스럽게 잠이 오도록 유도하는 치료다. 이럴 바에는 밖에 나가서 산책하면 되겠다는 사람도 있지만, 거동이 불편한 불면증 환자나 피부에 문제가 있어 자연광이 문제가 되는 환자들에게 유용하게 쓰인다. 또한 실내에 있어야만 하는 환경의 환자들에게도 잘 쓰이는 치료다. 행동요법으로는 수면 박탈법이나, 침대 사용 제한법 등이 사용되기도 한다. 수면 박탈법은 긴 시간 동안 잠을 못 자게 만들어서 오히려 잠이 잘 오게 만드는 법이다. 침대 사용 제한법도 비슷한 방법인데, 잠이 올 때만 침대에 들어가고, 잠이 오지 않으면 바로 침대에서 나오는 방법이다. 이 방법을 통해 침대는 잠자는 공간이라는 인식이 강화되어 잠이 잘 오는 효과가 있다.

이렇게 수면장애에 대해 정신과에서 어떻게 보는지 한번 알아봤다. 많은 분이 궁금해하는 만큼 인터넷에도 정보가 방대하지만, 정신과에 와서 자신의 생활에 맞는 맞춤형 처방을 들어보는 방법을 추천한다.

산만한 우리 애가 혹시?
내가 혹시?
- 주의력결핍 과다행동장애(ADHD)

ADHD 역시 정신과 외래에 자주 내원한다. 환자 본인이 스스로 진단해 ADHD가 의심된다며, 약을 처방해달라는 경우도 왕왕 있다. 아무래도 매스컴에 많이 나온 질환이다 보니, 자연스레 환자들도 친숙해진 모양이다. 하지만 ADHD는 그렇게 쉽게 약물치료를 시작하는 질환이 아니다. 왜 그런지 한번 알아보자.

ADHD부터 의심하지 마세요

ADHD로 병원을 방문하는 사람이 정말 많다. 약을 먹고 주의력이 좋아졌다는 사람들도 많고, 효과를 봤다는 인터넷 글도 많다. 하지만 ADHD를 의심해서 내원하는 환자 중 실제 ADHD로 진단할 만한 사례는 많지 않다. 특히 소아정신과가 아닌 성인을 상대로 진료를 보는 외래의 경우에는 더욱 그렇다. 다른 질환이면 문제될 일이 별로 없지만, ADHD 진단의 중요성은 바로 치료제 때문이다. ADHD의 치료제는 일종의 각성제다. 따라서 꼭 필요한 경우에만 써야 하며, 내성과 금단, 중독이 다른 정신과 약물에 비해 비교적 흔하다.

따라서 이번 장에서는 ADHD 자체보다도 ADHD로 착각하기 쉬운 질병들에 대해 짚고 넘어가면서 ADHD에 대해 다루어본다. 다음에 나오는 질병들이 아니라면 ADHD를 충분히 의심해볼 수 있고, 그렇다면 정신과 전문의의 처방 아래 약물치료를 고려해보는 것도 좋다.

> 회사원 N씨는 요즘 들어 부쩍 집중력이 떨어지고, 일 능률이 떨어지는 것을 걱정하고 있다. 능률이 떨어지다 보니 일은 계속 쌓이는데도, 핸드폰을 보고 이것저것 하다 보면 어느새 시간은 훌쩍 가 있다. 그러던 중 N씨는 우연히 성인 ADHD에 관한 뉴스 기사를 접하게 되었다. 그리고 거기 나와 있는 ADHD 체크리스트를 해보니 자신에 해당하는 항목이 많은 것 아닌가? N씨는 진지하게 정신과 내원을 고려하고 있다.

이러한 사례는 매우 흔한 이야기다. 요즘 주변을 보면 성인 10명 중 최소 3~4명은 집중력 저하에 대해 고민하고 있는 듯하다. 그런 와중에 이런 사람들이 '집중력 저하는 ADHD 때문'이라는 정보를 듣게 된다면 어떻게 될까?

'아, 나도 ADHD가 아닐까?'
'ADHD 약만 먹으면 집중력이 좋아지지 않을까?'

이런 생각을 하게 될 것이다.

그런데 사실 ADHD는 소아 정신과에서 다루는 질환이다. 즉, 이 병은 보통 소아 시기에 시작된다는 뜻이다. ADHD 아동의 증상은 보통 3세 이전에 나타나며, 유치원이나 초등학교 시기에 주로 진단받는다. ADHD의 진단기준에도 12세 이전에 증상이 발병해야 진단할 수 있다는 내용이 명시되어 있다. 따라서 집중력 저하의 증상이 성인이 되어서 두드러지게 나타나기 시작했다면, ADHD보다는 다른 질병을 먼저 의심해보는 것이 순서다. 그렇다면 집중력 저하가 나타날 수 있는 질병들은 어떤 것이 있을까? 여러 사례를 통해 알아보자.

ADHD와 헷갈리기 쉬운 질병 1 - 우울장애

> Y씨는 아무 이유 없이 기운이 없다. 삶의 의욕도 없고, 왜 사는가 싶고, 모든 것이 허무하다. 주변 사람들한테 요즘 왜 이렇게 우울해 보이냐는 말을 듣는다. 식욕도 없어서 식사를 거르기 일쑤고, 몸무게도 3개월간 5kg이나 빠졌다. 거기다가 잠도 못 자서, 다음 날 일을 하기도 힘들고 집중력이 저하된다. 오늘도 일을 제대로 하지 못해 시말서를 썼다.

이는 대표적인 우울장애 사례다. 우리나라는 '우울감'이 대체 무슨 감정인지 모르는 사람들이 꽤 존재한다. 아마도 예로부터 이어져오는 감정을 절제하는 훈육 방식 때문일 것이다. 그러다 보니 일과 직결되는 집중력 저하 문제로 불편함이 생긴다. 이에 많은 이들이 자신의 감정 수준을 알아차리지 못해 집중력의 문제인 줄 알고 ADHD가 의심된다며 내원하는 경우가 꽤 있다.

이런 경우 ADHD약을 처방하기보다는, 우울 증상에 대해 제대로 평가 후 필요하다면 항우울제를 처방하게 된다. 항우울제를 통해 우울감이 사라지면 저절로 좋아지는 경우가 많다. 또한 항우울제 중에서도 에스시탈로프람(escitalopram)이나 보티옥세틴(vortioxetine) 같은 약은 인지 능력을 높여서 집중력 향상에 도움을 주기도 한다.

ADHD와 헷갈리기 쉬운 질병 2 - 치매

> C씨는 요즘 들어 집중력과 기억력이 부쩍 떨어진 것을 느낀다. 사물의 이름이 자꾸 기억나지 않고, 오늘 했던 일도 가물가물해서 주위에 물어보기도 한다. 아직 은퇴하기에는 먼 51세지만, 일의 능률이 떨어지다 보니 회사에서 눈치를 주기 일쑤다. 그러다 보니 집에 가서는 자꾸 짜증을 내고, 아내와 싸우기도 한다. 가끔 멍해 있는 모습에 가족들이 걱정하기도 한다.

이 사례 역시 집중력 저하를 호소하지만, 나이와 병력을 고려하면 치매를 의심하는 것이 더 바람직하다. 이럴 경우 제대로 평가하지 않고 ADHD 약을 투여한다면, 증상은 오히려 더 악화될 것이다. 집중력 저하와 함께 기억력 저하가 동반되며, 나이가 40~50대 이상이라면 치매의 조기 발병을 의심해봐야 한다.

이 경우, 도네페질(donepezil)이나 메만틴(memantine)과 같은 인지 기능 개선제로 치료한다. ADHD 치료제와는 달리, 증상의 호전보다는 현상태 유지를 목표로 하는 것이 큰 차이점이다. 치매에 대한 자세한 내용은 이후에 나온다.

ADHD와 헷갈리기 쉬운 질병 3 - 적응장애

> H씨는 요즘 들어 멍하다는 이야기를 자주 듣는다. 얼마 전 키우던 강아지가 무지개다리를 건넌 이후부터 일이 손에 잡히지 않는다. 집중이 되지 않아서 계속 딴짓만 하게 되고 시간만 하릴없이 보낸다. 그러다 보니 잔 실수가 많아 상사에게 꾸지람을 듣기 일쑤다.

이 경우, 집중력 저하에 대한 원인이 명확하게 존재한다. 따라서 정신과에서는 적응장애(Adjustment disorder)에 준해 평가를 진행할 것이다. 만약 증상이 심하지 않다면 약물을 쓰지 않는다. 명확한 유발 요인이 사라지면 증상은 저절로 좋아질 것이기 때문이다. 주로 이직, 이사, 이혼, 가까운 이의 죽음과 같이 삶의 변화로 인해 집중력 저하가 일어난 경우가 이에 해당한다. 어떠한 변화에 대한 '적응'이 어려운 것이다. 만약 증상이 심하다면 항우울제나 항불안제를 소량 사용하기도 한다. 적응장애에 관한 내용은 앞을 참조하면 된다.

이처럼 똑같이 '집중력 저하'를 주 호소 증상으로 내원한 환자들이라도, 각기 다른 질병을 가지고 있을 수 있다. 따라서 내가 집중력이 저하되고 일의 능률이 떨어진다고 해서 무조건 ADHD약을 먹어서 해결하려고 하는 태도는 지양해야 한다. 상담을 통해 자신의 집중력 저하의 원인을 면밀하게 파악하고, 그에 맞는 치료법을 사용해야 할 것이다. 때로는 생각보다 쉽게 해결될 수도 있고, 때로는 보다 신중하게 치료해야 할 수도 있기 때문이다. 만약 집중력 저하가 심각하게 삶의 질을 저해하고 있다면, 꼭 가까운 정신건강의학과에 내원해 평가하기를 바란다.

끔찍했던 사고가 자꾸 떠올라요
- 외상후 스트레스장애(PTSD)

"나 지금 PTSD 올 것 같아."

일반인들도 많이들 하는 말이다. 심한 충격을 받았을 때, 과거에 겪은 일을 비슷하게 또 겪은 것 같을 때 하는 말인데, 이런 말을 듣고 있노라면 '이제 정신과 질환도 일반인들에게 많이 친숙해졌다'라는 생각이 든다. 하지만 그래도 PTSD에 대해서 자세히 알고 있는 사람들은 드물 것 같으니, 이번 장에서는 PTSD의 여러 면모를 알아본다.

인명이 상하는 사건 사고를 겪은 뒤에 찾아오는 PTSD

최근 인명 사고가 뉴스 헤드라인을 매일 도배한다. 이런 사건 뉴스 영상을 접하면서 간접적으로 스트레스를 호소하는 경우까지 있다고 하니, 최근 들어 사건 사고가 늘어난 것인지는 알 수 없지만, 실로 우리에게 영향을 많이 미치고 있는 것은 사실이다.

'묻지 마 살인사건'과 같은 외상성 사건을 겪은 피해자가 우울, 불안, 불면과 같은 증상을 호소한다면 가장 먼저 생각해볼 수 있는 질병은 급성 스트레스장애(Acute stress disorder)다. 외상후 불안증세가 1개월 이상 계속된 후에야 비로소 우리가 비교적 친숙한 진단명인 외상후 스트레스장애(Post traumatic stress disorder : 이하 PTSD)로 진단할 수 있다. 즉, 증상도 중요하지만, 기간이 최소 1개월 이상은 지속되어야 PTSD로 진단할 수 있는 것이다.

또한 외상후 단순히 불안, 우울, 불면 증세뿐만 아니라 과각성, 반복적인 회상, 재경험, 악몽과 같은 외상후 스트레스증후군의 증상들이 동반되는 것도 PTSD의 가장 큰 특징이다.

PTSD와 비슷하지만 혼동하기 쉬운 병이 앞서 다루었던 적응장애다. 적응장애는 명확한 외부 스트레스가 있는 상태로 우울, 불안, 불면 등의 증상이 발병하는 병이다. 정신적 스트레스를 유발한 사건이 외상성 스트레스가 아닌 것을 제외하면 증상 자체는 PTSD와 유사하다. 사건에 대한 뉴스를 읽고 불안감이 발생한 경우라면, 외상성 사건에 직접 노출된 것이 아니기 때문에 PTSD보다는 오히려 적응장애에 가깝다. 적응장애는 PTSD와 달리 사건 유발인자가 사라지면 6개월 안에 증상이 자연 해소된다.

어떤 것이 PTSD일까? 사례를 통해 알아보자

요즘과 같이 외상성 사건들이 많이 발생하는 때, 주변 지인과 환자분들이 자주 묻는 물음을 모아봤다. 이런 물음들을 통해 PTSD에 대해 더 자세히 알아본다.

> 최근 주변에서 친구가 폭행당하는 끔찍한 사건을 겪고 불면에 시달리고 있다. 내가 직접 당한 것은 아니고 그 장면을 목격했을 뿐인데, 자꾸 생각나고 그 장면이 떠올라서 잠도 못 자고 불안하다. 검색해보니 PTSD나 적응장애 때문에 그럴 수 있다고 하던데, 내가 어떤 경우인지 궁금하다.

🍎 증상이 1개월 이상 지속되었다면 PTSD가 의심된다. 꼭 사건의 피해자가 되지는 않았더라도, 심한 외상성 사건을 목격했다면 PTSD 진단에 부합한다. 다만 폭행의 범주가 생명을 위협하는 정도가 아닌, 가벼운 수준인데도 이러한 증상을 겪고 있다면, 적응장애 등 다른 질병을 의심해볼 수도 있다.

> 묻지 마 살인사건 뉴스를 보고 궁금해서 영상을 찾아봤다. 그런데 생각보다 너무 끔찍했다. 영상을 본 뒤로 자꾸 영상 장면이 떠오르고 머릿속을 맴돈다. 그러면서 내 주변에서도 이런 일이 일어나지 않을까 불안하고, 길을 걸을 때 과도하게 경계한다. 이런 내가 PTSD일까? 사고 영상을 본 것만으로도 PTSD에 걸릴 수 있을까?

🍎 PTSD 진단에는 부합하지 않는다. 직업적으로 외상성 사건에 자주 노출되거나, 직접적으로 목격한 것이 아니라, 영화나 매체를 통한 노출은 PTSD로 진단하지 않는다. 다만 반복적인 매체의 노출은 적응장애 수준의 질병을 유발할 수 있으니, 영상을 본 후 장면이 자꾸 머릿

속에 맴돈다면 영상 시청을 자제할 것을 권고한다.

> 최근 주변 사람이 자살한 뒤로 마음이 너무 안 좋고, 나도 우울해지는 것 같다. 직접 사건을 목격한 것은 아닌데도 자꾸 우울한 마음이 오래가는 것 같아서 걱정된다. 이런 것은 혹시 어떤 질병일까?

직접 사건을 목격한 것이 아니라면 PTSD는 아니다. 이 경우, 정상 애도 반응과 우울증, 적응장애와 같은 질환에 대한 감별이 필요하다. 증상이 심하고 일상생활에 영향을 미칠 정도라면, 정신과에 내원해서 감별해보는 것을 추천한다.

비슷해 보이는 사건들임에도 불구하고, 사건의 본질과 노출 경로에 따라 진단이 여러 가지로 나뉜다는 것을 알 수 있다. 그렇다면 전문가의 진단 결과로 PTSD를 진단받았다면, 어떻게 치료할까?

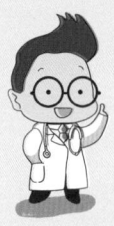
PTSD는 어떻게 치료하나요?

약물치료, 인지행동치료, 바이오피드백, 경두개자기자극법

PTSD의 치료는 크게 세 가지로 나눌 수 있다. 약물치료, 인지행동치료, 바이오피드백이나 경두개자기자극법 같은 기타 치료가 그것이다.

약물치료는 주 치료제로 항우울제 및 항불안제를 이용해 치료한다. 다만 항불안제의 경우, 장기간 사용 시 내성이나 금단에 주의해야 한다. 인지행동 치료의 경우 점진적으로 사건에 대해 노출하면서 치료하거나(점진적 노출법), 상상 노출을 하면서 치료하는 방법이 대표적이다. 이러한 인지행동치료는 전문의나 전문상담사의 입회하에 시행한다. 인지행동치료 중 안구운동법(EMDR)은 PTSD에서 특별하게 쓰이는 인지치료의 일종인데, 눈을 양옆으로 움직이면서 사건에 대한 상상 노출을 해 감정을 처리하는 것이 독특하다. EMDR은 앞에서도 자세하게 다루고 있다.

기타 치료 중 바이오피드백은 외상성 자극에 대한 환자의 반응을 '모니터를 통해' 객관적으로 수치화해서 보며 치료하는 방법이다. TMS는 자기장을 이용한 치료법으로 외상후 스트레스 증후군뿐만 아니라 우울증 등에도 널리 쓰이는 치료법이다. 이 치료들 역시 앞에서 자세히 다루고 있다.

방법은 다양해도 외상후 스트레스증후군의 치료는 약물치료를 제외하면, 결국 외상성 스트레스에 대한 감정의 소화가 핵심이다. 이를 위해서 전문가 입회하에 반복적인 노출이 치료의 기본이다. 워낙 큰 사건이어서 뇌가 제대로 소화하지 못한 감정을 천천히 나누어 소화하는 개념이라고 생각하면 된다. 시간이 지나면 언젠가는 커다란 사건이 일으킨 커다란 감정이라도 처리되기 마련이다. 하지만 이러한 치료를 통해 효과적으로 단시간 내에 감정을 처리하거나, 혹은 치료까지의 시간을 버는 것이 정신과 전문의가 할 일이다. 혹시라도 어떠한 사건 때문에 커다란 감정에 압도되고 있다면, 언제든 가까운 정신과나 상담소를 방문해보는 것이 좋다.

몸이 아픈데 병원에서는 이상이 없대요
- 신체화장애

"아무 이유가 없는데 몸이 아파요."

신체화장애 환자는 보통 이렇게 말하며 내원한다. 이렇게 내원한 환자들을 보면 치료가 쉽지 않겠다는 생각이 먼저 들곤 한다. 이것이 필자에게만 국한된 일이었으면 좋겠지만, 실제로 신체화 증상의 치료가 쉽지 않다고 느끼는 동료들이 많다. 왜 그럴까? 그 이유는 신체화 증상이 생기는 원인에 있다.

해결되지 않은 감정이 쌓이고 쌓여
신체 증상으로 나타나다

우리는 살면서 다양한 감정을 느낀다. 기쁨, 슬픔, 안타까움, 미련, 연민, 우울…. 말로 표현하기 힘들 정도로 정말 수도 없는 감정들이 있다. 그런데 만약 이토록 다양한 내 감정상태를 알아차리지 못하는 문제가 생기면 어떻게 될까?

감정표현 불능증(alexithymia)은 자신의 감정을 말로 표현하는 데 어려움을 느끼는 증상이다. 이러한 증상이 있는 사람들은 어렸을 때부터 자신의 감정을 적절하게 느끼고, 표현하는 과정을 어떤 식으로든 거치지 못한 사람들이 대부분이다. 그러니 자신의 감정이 어떤 것인지, 어떻게 표현해야 하는지 알지 못하고 그저 내면에 쌓아만 두고 있는 것이다.

쌓인 감정에는 긍정적인 감정들도 있겠지만, 부정적인 감정들이 더 많을 것이다. 부정적인 감정들은 아무래도 해소하기가 조금 더 어렵기 때문이다. 그렇게 말이나 행동으로 표현되어 해소되었어야 할 부정적 감정들이 자꾸 나의 무의식 속에 쌓이면 문제가 생기기 시작한다.

부정적인 감정들은 마음을 아프게 한다. 이 마음의 아픔을 느끼고, 발산하며, 온전히 보듬어주는 것이 우리 자아가 해야 하는 역할이다. 그런데 이 역할을 제대로 수행하지 않으면, 마음의 아픔은 다른 형태로 나타난다. 그중 하나가 바로 '신체화(somatization)'다. 신체화는 말 그대로, 감정이 신체 증상으로 바뀌는 것이다. 부정적 감정은 부정적 신체 증상으로 나타난다. 이러한 신체 증상에는 여러 가지 예가 있다. 부정적 감정은 복통, 두통과 같은 통증부터 운동이상, 틱, 무기력증과 같이 다양한 신체 증상으로 표현된다. 이러한 신체 증상의 발현을 통해 우리 무의식 기저에 쌓인 감정을 발산하며 해소하고 있는 것으로 보면 된다.

따라서 신체화 증상을 주 호소 증상으로 내원한 사람은 지금까지 감정을 쌓고 또 쌓아서 그것이 신체 증상까지 발현된 사람이다. 당연히 쌓인 감정의 무게만큼 치료가 어려울 수밖에 없다.

이러한 신체화장애의 카테고리 안에는 신체증상장애(Somatic symptom disorder), 질병불안장애(Illness anxiety disorder), 전환장애(conversion disorder) 등 여러 가지 세부 질환이 있다. 사례와 함께 보고, 어떻게 접근해야 하는지 이야기해보도록 하겠다.

> 23세 여성 L씨는 뚜렷한 이유 없이 두통과 흉통이 시작된 후 오랫동안 소화불량, 구토, 전신 쇠약 등 다수의 신체 증상을 호소했다. 지난 2년간 수많은 병원의 다양한 과들을 돌아다니며 검사란 검사는 다 해봤지만, 정확한 진단명과 병의 원인을 찾지 못했다. 하지만 L씨의 증상은 점점 심해져서 이제는 통증 때문에 학업과 직장생활 또한 할 수도 없게 되어 정신과를 찾아 입원하기에 이르렀다.

이 사례는 통증이 주 증상으로 나타나는 전형적인 신체증상장애의 사례다. 신체화 질병 중 병원을 찾는 가장 흔한 사례다. 다음으로는 신체증상장애만큼이나 많이 병원을 방문하는 질병불안장애에 대해 알아보자.

> 42세 A씨는 여러 병원을 전전하다가 정신과에 내원했다. A씨는 아무래도 자신이 암에 걸린 것 같다며 불안해했다. 그 이유로 매일 배가 아픈 것 같고, 이상한 색깔의 변을 본다는 점을 들었다. 그래서 여러 내과를 전전하며 내시경이며 CT, MRI 등, 검사를 해봐도 도무지 암을 진단하는 의사가 없다며, 내과 의사들을 비난하는 모습을 보였다. 내과 의사들에게 정신과 진료를 권유받기는 했지만, 자기가 여기 온 것은 최근 불안감 또는 잠을 자지 못하기 때문에 수면제나 타러 온 것이지, 정신병이라고 생각하지는 않는다고 했다. A씨는 면담 끝에 질병불안장애로 진단되었다.

질병불안장애는 내가 병에 걸렸다는 믿음 때문에 문제가 발생한다.

일상생활을 하지 못하는 것은 물론이고, 여기저기 병원에 방문하면서 검사로 돈을 낭비한다. 질병이 발견되지 않으면 여러 과를 전전하다가 정신과까지 오게 된다. 질병에 걸렸다는 믿음이 실제 신체질환과 비슷한 증상을 만들기에 치료가 꽤 어려운 질환이다. 얼핏 보기에는 신체증상장애와 비슷해 보이지만, 신체증상장애에 비해 통증 등의 신체증상이 뚜렷하지 않으며, 질병에 걸렸다는 불안 자체가 좀 더 특징적이다.

다음으로 전환장애다.

> 37세 여성 K씨는 시어머니와 말다툼을 한 뒤 경련하며 쓰러져서 입원했다. 이전에도 남편과 싸울 때 정신을 잃은 적이 있었다. 입원한 응급실에서 신경과와 내과적인 검사를 했으나, 이상 소견은 없었다. 환자는 정신과에 의뢰되어 항우울제와 항불안제 투여로 치료했고, 4주간 증상 재발이 없어 퇴원했다. 하지만 퇴원 이후에도 남편과 말다툼하면 가슴이 뛰고 두통이 있다는 증상을 계속 호소했다. 결국 남편과 크게 다툰 이후 재차 쓰러져서 입원을 반복하게 되었다. 입원 이후에도 눈을 치켜뜨고 팔다리를 떠는 경련 비슷한 증상이 있어 로라제팜(lorazepam, 항불안제) 근육 주사를 맞고 호전되기도 했다.

마음의 갈등이 경련과 의식소실의 형태로 표현되는 전환장애의 흔한 사례다. 중년 여성에게서 가장 흔하게 나타나는 질환이기도 하다.

이런 사례들처럼 신체화를 경험한 환자들은 '도대체 나에게 이런 증상들이 왜 나타나는지' 의문을 가지고 병원에 방문한다. 그렇게 많은 병원을 전전하며 검사를 해도 이상이 없으면 상담센터, 한의원, 종교 등의 도움을 받기도 한다. 또는 병원을 계속 바꾸면서 의료쇼핑을 하기도 한다. 하지만 이런 방법으로 증상이 완전히 호전되기는 어렵다. 몸의 병이 아니라 마음의 병이기 때문이다.

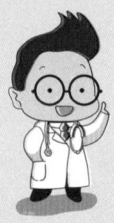
신체화장애는 어떻게 치료하나요?

스스로 깨닫기, 정밀 신체검사, 정신치료, 행동치료

신체화장애 치료의 가장 큰 맥락은, 환자가 질병이 신체가 아닌, 마음에서 기인하는 것이라는 점을 스스로 깨닫게 해주는 것이다. 여기서 '스스로'가 굉장히 중요하다. 남들이나 의사가 아무리 말해주어도, 스스로 온전히 느끼지 않으면 증상은 지속되기 마련이다.

이러한 치료 원칙으로 인해 다음과 같은 치료 방안이 마련되어 있다. 일단, 정밀 신체검사를 시행하도록 한다. 혹시라도 다른 질병이 정말 있을 수도 있고, 한 번은 시행해야 환자가 스스로 신체 질병이 아님을 객관적으로 확인할 수 있는 지표가 되기 때문이다. 하지만 이상이 없다면 반복 검사는 수행하지 않는다. 환자의 병식을 올바르게 하고, 의료 쇼핑을 막기 위함이다.

신체검진 이후 실시되는 정신치료나 행동치료는 환자의 회복을 촉진한다. 치료자는 환자와의 면담을 통해, 환자가 스스로 자신의 증상을 깨달아갈 수 있도록 돕는다. 이때, 환자가 감정에 대해 표현하는 연습을 할 수 있게 한다. 혹시 주변에 신체화 증상을 가진 사람이 있다면, 그 사람의 이야기를 잘 들어주고, 표현할 수 있도록 격려하는 것만으로도 증상 호전을 기대할 수 있을 것이다.

신체화장애에 특효약은 없지만, 설득과 암시가 도움이 될 수 있다. '나는 신체가 아픈 것이 아니다'라는 확언 또한 도움이 될 수 있는 것이다. 또한 스트레스를 줄여주는 것 또한 도움이 된다. 전환장애의 경우

극심한 스트레스를 겪은 이후 증상이 표출되는 사례가 많기 때문에, 스트레스에 직면하는 상황을 피할 수 있도록 해주는 것이 좋다. 물론 증상이 나아지고, 환자의 병식이 좋아지면서 차츰 병의 원인인 주요 스트레스 원인을 마주할 만한 힘을 길러주어야 하지만 말이다.

신체화장애에서 나타나는 통증의 경우, 뭔가 애매하게 아픈 경우가 꽤 있다. 이때, 애매한 통증에 자꾸 신경 쓰다 보면 통증이 더 커지고, 자신의 삶에 미치는 영향이 더 커진다. 실제 통증은 아주 작은데 말이다. 그럴 때 일부러 손을 꼬집는 등 통증을 유발해보면, 실제로 신체화 통증이 얼마나 작은지 비교해볼 수 있다. 이 방법을 통해 손을 꼬집는 것보다 약한 통증이라는 것이 밝혀지면, 무시해버리는 데 도움이 된다.

무엇보다, 신체화장애는 자신의 마음을 너무 방치해서 걸리는 병이라고 할 수 있다. 마음이 신체의 질병으로 나타나기 전에 온전하게 해소해준다면 신체화장애는 나타나지 않을 것이다. 혹시 항상 마음에 담아두고만 있지는 않은가? 쌓인 마음을 그때그때 말로 잘 표현해 신체화 증상을 예방하도록 해보자. 혹시라도 쌓인 것이 너무 많아서 혼자 해결하기 어렵다면, 가까운 정신과나 심리상담센터를 방문하는 것이 좋다.

  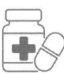

큰 병원 정신과에 가보세요

큰 병원 진료를 먼저 받는 것이 좋은 질환들

대학병원에 바로 가기는 현실적으로 어렵다. 하지만 여기서 나오는 질환들은 일반 의원급에서는 지속해서 진료가 어려운 질환이다. 특히 초진일 경우 면밀한 검사가 요구된다. 또한 질환의 심각도에 따라 입원까지도 고려해야 하는 질환들이다. 따라서 이런 질환은 정신과 입원 병동이 있는 병원급 진료 기관에 우선 방문하고, 필요에 따라서 대학병원 진료까지 고려하는 것이 좋다.

언제부턴가 이상한 소리가 들려요
- 조현병

병원에 가면 좋은 질환, 첫 번째는 바로 조현병이다. 조현병은 대중에게 낯설다. 최근 들어 여러 사건이 일어나면서, 대중의 조현병에 대한 인지도가 높아지기는 했지만, 그럼에도 실제로 100명 중 1명이 걸리는 조현병의 유병률에 비해서 대중들의 인지도는 아직도 낮은 편이라고 할 수 있다. 이유는 조현병 환자들이 아직도 대부분 음지에 존재하기 때문이다. 이러한 문제를 해결하기 위해서 조현병에 대해 알아본다.

피해망상과 환청이 주 증상인 조현병

최근 환청이나 피해망상 때문에 인명이 상하는 큰 사건이 자주 일어나면서, 조현병에 대한 대중의 관심도 증가하고 있다. 하지만 그러한 관심에 비해 조현병(Schizophrenia)이라는 이름은 생소하다. 그도 그럴 것이 얼마 전까지만 해도 이 병은 '정신분열병'이라는 무시무시한 이름으로 불리다가 최근 들어 병에 대한 혐오감을 조장한다는 의견에 따라 병명이 조현병(마음의 현을 조율하기 어려운 병)으로 바뀌었기 때문이다. 그래서 아마 대중에게는 정신분열이라는 병명이 더 익숙할 것이다. 이 둘은 같은 병이다. 이 병은 환청과 망상을 주 증상으로 하는 병인데, 다음 예시를 보면 이 병에 대해 좀 더 자세히 알 수 있다.

> 29세 G씨는 공무원 준비를 5년째 하는 공시생이다. 고등학교 때 시험 준비하느라 예민할 때면 귀에서 삐 소리가 들리기도 했지만, 무시하고 넘어갔다. 대학생활을 하면서 그런 증상은 없어서 그냥 일시적인 스트레스 때문이었나 싶어서 정신과는 가본 적도 없다. 대학교 졸업 이후 취업에 도전했으나 번번이 실패해 친구들과의 모임에도 차츰 발걸음을 끊기 시작하고, 집에서 두문불출하며 공무원 공부를 시작했다. 하지만 시험은 계속 떨어지고, G씨는 낙담한 나머지 게임에 빠져들었다.
>
> 그러던 어느 날부터 G씨는 갑자기 윗집에서 쿵쿵거리는 소리가 들려서 집중하지 못하겠다며 부모에게 호소하는 일이 잦았고, 윗집 사람들과 마찰을 빚으며 경찰에 신고하는 일까지 있었다. 최근에는 공부를 위해 찾아간 독서실에서 소음 문제로 주변 사람들과 시비가 자주 발생해 독서실 출입이 금지되는 일도 있었다. G씨에 따르면, 독서실 사람들이 짜고 G씨에게 해코지를 한다고 했으나 경찰 조사에 따르면, 실제로는 그런 일이 전혀 없었다고 한다. 부모는 일련의 사건들로 인해 잦은 경찰 출두로 걱정되어 G씨를 데리고 정신건강의학과에 방문하기에 이르렀다.

이 사례에서 '층간소음'이 들리는 G씨의 경우와 같이 조현병은 '환청'이 주 증상이다. 실제로 존재하지 않는 소리가 들리는 것인데, 이렇게 환청이 들리다 보니 갖은 망상도 더해진다. 사람들이 나한테 욕하는 것 같고, 괴롭히는 것 같다고 생각하는 것이다.

조현병은 도파민 문제

과학이 발전한 요즘, 조현병의 원인에 대한 가설이 속속들이 제기되면서, 조현병이 '도파민(dopamine)'에 문제가 생겨 발생하는 질병이라는 가설이 힘을 얻고 있다. 도파민은 신경전달물질 중 하나로, 외부 자극이 있으면 나오는 물질 중 하나다. 도파민 중독 같은 말을 현대인들은 자주 들어봤을 것이다. 스마트폰이나 재미난 게임을 할 때 도파민이 분비된다.

그런데 조현병 환자의 경우, 무엇 때문인지는 모르지만 도파민을 관장하는 뇌 회로에 문제가 생겨서 외부 자극이 없는 상태에도 도파민이 분비된다. 결국 환자는 마치 외부 자극이 있는 것처럼 인지하게 되고, 그것이 환청이나 망상이 발병하는 원인이다. 물론 이 외에도 세로토닌이나 아드레날린과 같은 신경전달물질의 조절 장애 또한 조현병의 원인으로 연구되고 있지만, 오늘날 가장 주요한 원인으로 알려진 것은 도파민의 조절 장애다.

그렇다면 도파민 회로는 왜 문제가 생길까? 여기에는 유전적 원인과 환경적 원인이 공존하는데, 유전적인 것은 우리가 어찌할 수 없으니 우선 환경적인 원인에 대해 알아보도록 한다.

우리는 특정 행동을 했을 때 적절한 보상을 받아야 한다. 노력에 대해 인정받거나 합당한 성취감을 얻을 때 도파민과 같은 신경전달물질이 분비된다. 그런데 오랫동안 살아도 이러한 보상이 없다고 해보자. 가령 사례에 나온 공무원 공부를 생각해보자. 5년간 노력해도 합격하지 못한다. 자괴감에 빠지고 성취감이 저하된다. 노력에 따른 보상을 받지 못한다. 이렇게 되면 몸은 그에 대한 방어기제로 도파민과 같은 신경전달물질을 인위적으로 분비해버린다. 병적 도파민 분비가 시작되는 것이다.

이것은 한 예지만, 사람이 특정 환경에 폐쇄된 상태에서 노력에 대한 적절한 보상을 받지 못하는 경우, 이러한 현상이 나타날 수 있다. 조현병을 불러일으키기 쉬운 부모의 성격으로 이중구속(double bind)이 있는데, 자녀가 이렇게 해도 저렇게 해도 지적만 하고 포용하지 못하는 부모다. 자녀는 인정받고, 부모에게 사랑이라는 합당한 보상을 받아야 하는데 그것이 결여된 것이다.

따라서 조현병은 오늘날과 같은 현대사회의 특성과 밀접한 관계를 맺을 수밖에 없다. 빡빡한 일상, 노력만을 요구하는 사회, 보상 없는 사회 말이다. 우리의 도파민 회로는 진정한 보상 없이 말초적 도파민 분비만 강요받다가 점점 망가져가고 있는지도 모른다. 생활에서 자연스러운 인정에 따른 도파민 보상이 없으니, 스마트폰이나 게임 같은 자극적이고 말초적이며 일시적이기까지 한 도파민 분비 요소를 찾고, 끝내는 회로가 과부화된다. 여기까지가 환경적 요인에 대한 가설이다.

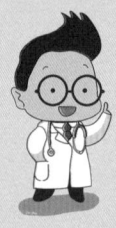
조현병은 어떻게 치료하나요?

항정신병약, 입원치료, 전기경련치료

조현병의 예방은 원인을 따라가야 한다. 생활 속에서 주어지는 잔잔한 도파민 보상은 부모의 인정이 될 수 있고, 취업에 따른 성취감이 될 수도 있으며, 또는 애완동물을 기르며 얻는 만족감이 될 수도 있다. 반면, 자극적이고 말초적인 도파민 보상은 조현병의 발병을 막지 못한다. 술, 담배, 스마트폰, 컴퓨터 게임과 같은 것 말이다.

누구나 성취감을 느낄 수 있는 사회는 존재하지 않겠지만, 적어도 모두가 소외감을 크게 느끼는 사회가 아니기를 바란다. 아울러 부모가 된다면, 내 자식에게 무조건적인 요구가 아닌, 소소한 성취감 정도는 느끼게 해주는 부모가 조현병을 예방하는 데 큰 도움이 될 것이다.

현재 조현병의 치료로는 항정신병약이 주로 쓰인다. 도파민의 분비를 인위적으로 막는 약으로, 부작용도 잘 생길 수 있어서 의사와 충분한 상의 후 복용하는 것이 중요하다. 보통 조현병으로 진단받는 경우는 큰 병원에서 입원치료를 통해 진단받는 경우가 대부분이기 때문에, 처음 약을 시작하는 과정 또한 의사와 함께한다. 따라서 의사와 상의해서 약을 꾸준히 복용하는 것이 무엇보다 중요하다. 조현병 약은 먹다 안 먹으면 내성이 생겨서 다음번 치료에서는 더 많은 용량을 써도 치료가 어려울 수 있어서 의사의 지시에 따라 올바르게 복용해야 한다.

약물치료 외에도 치료 저항성 조현병의 경우, 전기경련치료를 하기도 하지만, 모든 병원에서 시행하는 것은 아니고 대학병원 수준에서만 가능하다. 따라서 여러 번 재발해서 쉽게 치료되지 않는 조현병이라면 대학병원급에서 조절해볼 수 있다.

이상한 생각을
떨쳐버릴 수 없어요
- 망상장애

망상장애는 조현병과 비슷하지만, 조금 다른 병이다. 둘 다 망상이 주된 증상이지만 얼핏 보기에는 망상장애가 조현병보다 약해 보인다. 망상 내용이 그럴듯하기 때문이다. 하지만 실제 치료는 오히려 조현병보다 더 어려운 부분이 있다. 그래서 망상을 가진 채로 살아가기도 한다. 조현병과 사촌지간이지만 조금 다른 망상장애에 대해 알아보자.

신데렐라로 알아보는 망상장애의 병리

동화 《신데렐라》의 내용은 모두 잘 알고 있다. 이 이야기가 이렇게 널리 퍼질 수 있는 이유는 아마도 대중이 동화의 내용에 잘 공감하기 때문일 것이다. 이 이야기에는 미움을 당하는 신데렐라의 설움과 그것을 극복하는 강한 소망이 들어 있다. 이 소망이 우리 모두의 소망을 반영하는 집단 무의식을 건드렸을 것이고, 그 결과 구전을 통해 우리에게 널리 퍼졌다.

영화 〈신데렐라〉를 보면, 신데렐라는 사람들이 말도 걸어주지 않으니, 동물과 대화하곤 한다. 고립된 신데렐라에게는 '자신도 왕궁 무도회에 가고 싶다'라는 강한 소망이 있다. 현실적으로 이 소망은 너무나도 이루어지기 어렵다. 하지만 이런 어려움을 요정이 나타나서 해결해준다. 이런 내용의 이면에는 중세 시대의 집단 무의식이 반영되어 있다.

그렇다면 현대는 어떨까? 현대는 중세 이전과 달리 초현실적 존재나 마법에 대한 대중의 믿음이 많이 약해진 상태다. 하지만 그럼에도 한 개인이 강하게 소망한다면, 요정이나 마법과 같은 일은 일어날 수 있다. 자신의 망상 속에서 말이다. 여기 다음 사례를 한번 보자.

> 29세 H씨는 무직의 여성이다. 한때 공무원 시험 준비를 했지만, 몇 차례 낙방 이후 현재는 아무것도 하고 있지 않다. H씨의 유일한 낙은 연예인인 K를 응원하는 것이다. 그러다 최근 몇 달 전부터 가족들은 H씨의 이상한 행동을 발견했다. 자신이 K와 만나게 되었다면서 자주 외출하고, 핸드폰을 주기적으로 보는 모습이 관찰되었다. 며칠 후 H씨는 경찰에 의해 가족들에게 인도된다. 가족들은 경찰을 통해 H씨가 계속 연예인 K를 스토킹했다는 사실을 알게 되었다. H씨는 조사 과정에서 K가 먼저 자신의 계정에 접근했으며, 자신은 K의 연락에 따라 움직인 것뿐이라고 부정했다. 하지만 조사 결과, K는 먼저 연락한 적이 없고, H씨가 남긴 댓글에 계정 담당자가 누른 '좋아요'만이 H씨를 향한 유일한 반응이었다고 했다. H씨는 일상적으로 다른 생활 영역에서는 문제가 없었기에, 가족들은 H씨가 연예인을 스토킹하고 다니는지 전혀 알지 못했다. 진료 결과, H씨는 망상장애로 판정받아 정신과 병동에서 치료받게 되었다.

이 사례는 망상장애가 일어나는 과정을 잘 보여준다. 나는 간절히 원하는데, 세상은 그것을 이루어줄 기미를 보이지 않는다. 아마도 H씨는 연예인 K와의 만남을 간절히 소망했을 것이다. 하지만 지속적인 공무원 시험 낙방에 따른 사회적 신분 상승 욕구의 좌절을 겪었을 것이다. 결국, 소망과 현실과의 괴리가 커지면서 H씨는 망상이라는 도구를 통해 그 간극을 극복하려 한 것이다. 그렇기에 망상장애 환자에게는 자신이 소망하는 것이 곧 현실이며, 자신이 믿는 대로 세상을 바라보게 된다. 사례에서는 SNS 계정 담당자가 눌러준 '좋아요' 반응을 K로부터 온 애정의 신호로 받아들였을 것이다. H씨에게는 자신이 쓴 댓글에 연예인이 소통해준다는 것 자체가 마법과 같은 일이었을 것이다. 그것이 연예인이 직접 한 것이든, 다른 누군가가 한 것이든, H씨에게는 중요하지 않다. 다만 H씨의 소망이 연예인이 직접 반응을 한 것이라는 강한 망상을 만들어낸 것이다.

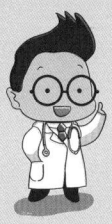

망상장애는 어떻게 치료하나요?

긍정도 부정도 하지 않기, 약물치료, 전기경련치료

망상은 그것을 믿는 개인에게는 곧, 현실 그 자체다. 그래서 정신과 의사도 망상이 있는 환자에게서 그 망상 내용을 부인하지도, 인정하지도 않게 교육받는다. 그 사람에게는 그것이 현실이기 때문에 망상에 대해 함부로 교정하려고 하면 안 된다는 것이다. 다만 항정신병약 등을 사용하면서 망상이 교정될 때까지 기다릴 뿐이다. 실제로 정신과에서는 망상 자체를 교정하려고 하기보다는, 망상으로부터 유발된 불안이나 불면을 경감시킬 수 있다고 강조하면서 치료에 대한 동기를 강화해 나간다.

따라서 망상에 사로잡힌 사람이 있다면 섣불리 망상에 접근하기보다는 망상에 대해 긍정도 부정도 하지 말고, 망상으로부터 일어나는 증상들에 대해 접근하면서 설득해야 한다. '그런 생각이 잘못되어서 병원에 가자'라는 것이 아니라, '그런 생각 때문에 불안하고, 잠도 못 자니까 병원에 가자'라고 해야 한다. 망상에 대한 의료적 조기 개입이 병의 예후를 좋게 할 수 있으므로, 망상장애 환자가 병원에 올 수 있게 하는 주변 사람들의 올바른 접근이 중요하다. 망상은 개인의 소망이 강하게 반영되어 있어서, 일단 병원에 방문하고 나서도 설득이나 암시로 해결되기 어렵기 때문에 전문가의 약물치료가 필요하다. 망상장애의 치료 자체는 조현병 치료와 유사하므로 앞을 참고하면 된다.

일단 병원에 방문해서 치료만 잘 받으면 50% 정도의 환자가 완치되며, 30% 정도의 환자는 증상이 호전된다. 나머지 약 20% 정도의 어려운 환자의 경우 약물치료 또한 효과가 없어 망상을 가지고 살아가거나, 전기경련치료와 같은 다소 공격적인 치료를 하기도 한다. 망상장애는 조현병과 달리 망상이 있음에도 일상생활은 가능하기 때문에, 망상이 완치되지 않은 채로 살아가는 망상장애 환자도 꽤 있다. 이러한 환자들은 대인관계 및 직업, 사회교육을 통해 망상을 가지고도 사회에 복귀할 수 있다.

요약하자면, 망상장애를 가진 이의 주변 사람들은 망상을 교정하려고 하지 말고, 얼른 병원에 데려갈 수 있도록 지지적인 태도를 지녀야 한다. 그렇게 병원에 와서도 치료가 힘든 것이 망상장애니 말이다.

필자는 망상을 '개인의 강한 소망이 응축되어 자신의 가장 가까이 있는 현실을 왜곡해서 그 주변만을 변화시키고 있는 것'이라고 본다. 믿음은 강한 힘을 가지고, 현실을 변화시킨다. 현실을 정 변화시킬 수 없다면, 개인의 정신을 변화시켜서라도 현실로 나타나게 한다. 따라서 망상이 나타나지 않으려면, 무엇보다 우리가 올바른 믿음을 가지고 간절히 원하는 것이 중요하다.

기분이 롤러코스터를 타는 것 같아요
- 양극성 정동장애(조울증)

기분의 양극단을 왔다 갔다 하는 양극성 정동장애

사람들은 종종 "나 조울증 있거든?"이라고 말하곤 한다. 여기서 사람들이 말하는 '조울'은 '조증과 우울증'을 합친 말이다. 정신과에서는 '양극성 정동장애'라고 부른다. 말 그대로, 조증 쪽 극과 우울 쪽 극이 두 개 있는 기분의 장애라는 뜻이다.

앞서 우울증 이야기기를 할 때 감정 파동 이야기를 했었다. 양극성 정동장애는 파동의 크기가 좀 더 커서 위로도 올라가는 장애다. 즉, 기분이 좋은 구간(조증 시기)이 존재한다. 그렇다고 해서 우울한 구간은 없는가 하면, 그것도 아니다. 결국 극도의 우울과 극도의 기분 좋은 시기를 모두 겪는 것이다. 다음 사례를 보자.

> 26세 T씨는 과소비 때문에 정신과에 방문했다. T씨의 부모에 따르면, T씨는 평소에 성실한 회사원이었다고 한다. 그런데 최근 몇 개월 정도 부모와 연락도 잘되지 않고 우울한 모습을 보였다. 일이 힘들어서 그런가 했더니 갑자기 부모에게 연락이 와서 자신이 새로 사업을 하는데, 부모님이 돈을 투자해주었으면 좋겠다고 했다고 한다. 그래서 부모가 알아보니 T씨는 수천만 원짜리 외제차를 타면서 명품 시계 리셀링을 한다는 명목하에 명품 시계들을 사 모으고 있었다. 빚도 많이 진 상태에서 잠도 자지 않고 사업을 구상하고 있는 T씨를 이상하게 여긴 부모의 손에 이끌려 T씨는 정신과에 내원했다. T씨는 면담 시 큰 소리로 사업에 대해 열변을 토하는 모습을 보였으며, 슬픈 모습이었다가도 곧바로 의기양양해지는 등 기분의 변화가 심했다. T씨는 양극성 정동장애를 진단받았고, 보호병동에 입원하기에 이르렀다.

 이 사례에서 볼 수 있듯이 양극성 정동장애는 기분의 변화가 심하다. 보통은 일 단위로 기분이 변하지만, 심한 경우 시시각각으로 감정이 요동치기도 한다. 조증 시기의 기운이 넘치는 것도 주요 증상이다. 잠을 자지 않아도 피곤하지 않고, 밥을 먹지 않아도 기운이 난다. 일부 조증 시기의 환자들은 매우 행복한 기분을 유지한다. 뭐든 할 수 있는 기분 때문에 갑자기 소비가 늘어나거나 충동적인 행동을 일삼기도 한다. 조증이나 우울증이 심해지는 경우, 망상이 생기거나 환청이 들리기도 한다.
 대부분의 환자가 식욕 감소로 인해 체중이 감소하며, 조증 시기에는 잠이 줄고 우울 시기에는 불면에 빠지거나 오히려 잠이 늘기도 한다.

 이와 같은 증상들 때문에 양극성 정동장애는 삶을 유지해나가기 어려울 만큼 심각한 문제를 발생시킨다. 본인이나 타인에게 피해를 줄 만큼 커다란 문제를 만들어서 큰 정신과 병원에 내원하는 경우가 많다. 기분이 너무 충동적이어서 다른 사람에게 폭력을 가하거나, 혹은 너무 기분이 좋아 자신의 능력에 맞지 않는 과소비를 하다가 부모나 경찰과 함께 병원에 오는 경우도 있다. 입원치료까지 고려해야 하므로 양극성 정동장애는 우선 입원시설이 있는 병원에 방문해야 한다. 특히 처음 발병했을 경우, 다른 질환들과 감별 진단할 필요가 있으므로 다른 과 진료가 함께 가능한 대학병원이나 종합병원으로 내원을 추천한다.

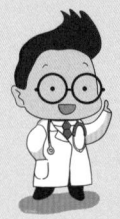
양극성 정동장애는 어떻게 치료하나요?

통원치료 vs 입원치료

양극성 정동장애가 정신과에 내원하는 경우는 입원해야 할 정도로 심각한 경우와 그렇지 않은 경우, 두 가지로 나뉜다.

첫 번째로 입원해야 할 정도가 아닌 경우라면 우선 외래를 통해 약물치료를 시작한다. 약물로는 기분조절제인 항전간제가 사용된다. 항전간제는 본래 경련을 줄여주는 약인데, 양극성 정동장애 환자에서 기분 조절 효과가 입증되어 치료약으로 쓰이고 있다. 이 외에도 불면이나 불안이 있는 경우, 소량의 항정신병약과 항불안제가 같이 쓰인다.

다른 여러 치료법도 같이 쓰이긴 하지만, 양극성 정동장애에 가장 중요한 것은 약물치료다. 외래 통원 치료라도 약물치료는 짧으면 6개월에서 길면 5년 이상까지도 이어지기 때문에 무엇보다 약을 꾸준히 잘 먹는 것이 중요하다. 이를 위해 중간에 발생할 수 있는 부작용을 정신과 전문의와 잘 상의해야 한다. 주 치료제인 항전간제는 탈모나 졸음, 손 떨림 등의 부작용이 잘 일어나기 때문에 전문의와 상의하에 적절한 개입이 필수다.

두 번째로 입원해야 할 만큼 자해 및 타해 위험이 큰 경우다. 이 경우, 입원치료를 통해 외부와의 자극을 단절시킴으로써 환자를 스트레스로부터 보호한다. 약물치료는 외래치료 때와 동일하게 하지만, 더 많은 양의 약물을 빠른 시간 내에 올려 환자의 위급 상황에 효과적으로 대응할 수 있는 것이 입원치료의 장점이다. 효과가 센 만큼 부작용도 세지만, 매일 전문의가 보기 때문에 적절한 개입이 가능하기 때문이다. 만약 약물치료가 어려운 임신 상태 같은 경우는 TMS나 전기경련치료도 고려한다.

양극성 정동장애는 입원 권유를 받을 수 있을 정도로 대중에게 무섭게 다가올 수 있는 질환이지만, 잘 조절된다면 일상생활이 충분히 가능한 감정 기복의 문제일 뿐이다. 오히려 병원에 가기 두렵다고 증상을 묵히다가는 더 오랜 기간 입원을 하고 치료를 유지해야만 한다. 따라서 자신이나 주변 사람에게 양극성 정동장애가 의심된다면, 꼭 가까운 정신과 병원을 방문해야 한다.

혼자서는 절제가 안 돼요
- 물질사용장애

　연예계에서 잇따른 마약 스캔들이 터지면서 마약 관련 범죄에 대한 대중의 관심이 커지고 있다. 확실히 2020년대 이후 텔레그램 등 익명성이 보장되는 SNS를 통해 일반인들의 마약 접근이 쉬워짐에 따라, 마약 관련 범죄나 질병이 증가하는 추세임은 부인할 수 없다. 이렇게 마약을 사용하는 인구가 증가하면서 정신건강의학과에서도 마약 관련 진료를 받는 사례가 늘고 있다. 우울 증상이나 불면증, 혹은 정신병적 증상으로 내원했다가 진료하고 보니 마약 때문에 나타나는 증상인 경우도 있다. 다음과 같은 사례들이다.

> A씨는 이상행동으로 경찰과 함께 정신과에 내원했다. 벌써 크고 작은 사건들을 일으킨 적이 여러 번 있으며, 자꾸 반복되는 사건으로 이를 수상하게 여긴 경찰이 마약 검사를 했더니 양성으로 나왔다고 한다. 이전에는 길거리를 활보하며 이상한 행동을 하는 정도였는데, 이번에는 마약을 한 채로 운전하다가 이상하게 운전한다는 행인의 제보로 현장에서 체포되었다고 한다. 경찰은 A씨가 마약 투여를 제외하고 누군가에게 피해 입힌 사실은 없으나, 지속적인 마약 투여가 의심되는 경우로 A씨에 대한 진료를 의뢰했다.

> B씨는 잠이 안 오지 않아 정신과에 내원했다. 이전에 정신과적 치료를 받은 적은 없으며, 경미한 불안 증세를 호소하고 있었으나 우울 증상은 딱히 없었다. 담당의는 가벼운 수면제로 치료를 시작했으나 정신과 약물 복용이 처음임에도 불구하고 B씨는 수면제에 전혀 효과가 없다고 했다. 갈수록 증량되는 수면제에 이상을 느낀 담당의가 좀 더 심층적인 면담을 하자 B씨는 수개월 전부터 만나는 사람과 잘 모르는 약물을 즐긴다고 실토했다. 담당의의 진료 결과, B씨는 마약성 약물을 투여해 이에 대한 금단 현상으로 불면이 온 것이 밝혀졌다.

이렇듯 다양한 증상으로 나타날 수 있는 마약이지만, 사람들이 사용하는 마약이 한두 가지가 아니기 때문에 모든 마약 관련 질병에 각각 다른 진단명을 붙이지는 않는다. 대신 마약 관련 질환은 마약을 사용해서 일상생활에 문제가 생기게 되는 질환이기 때문에, 앞에 물질 이름을 붙여 '물질사용장애'라고 명명한다. 예를 들어, 대마 남용으로 인한 질환은 '대마사용장애'라 하고, 아편 남용으로 인한 질환은 '아편 사용장애'라고 하는 식이다.

이러한 물질사용장애의 필수적인 특징은 중요한 물질 관련 문제들이 있음에도 불구하고, 개인이 '지속적으로' 물질을 사용하고 있다는 점이다. 즉 자신이 어떤 물질의 남용으로 인해 사회적인 문제를 이미 일으켰으며, 자신 또한 그 점을 인지하고 있음에도 불구하고 계속 물질을 사용한다. 물질사용장애의 또 다른 중요한 특징은 뇌 회로 기저의 변화다. 장시간 특정 물질에 노출된 뇌는 한번 변해버리면, 해독 기간이 끝나도 영구적으로 회로가 변한다. 이러한 뇌 회로의 변화는 반복되는 재발과 약물 관련 자극에 노출되었을 때 강한 갈망으로 표현되곤 한다. 이 외에도 물질에 대한 조절 능력 손상이나, 사회적 손상, 위험한 사용 등이 특징이다.

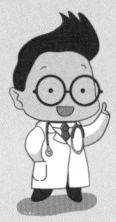
물질사용장애는 어떻게 치료하나요?

치료보다는 예방이 우선, 입원치료, 대체제, 항갈망제

　사회적 문제를 일으키는 등 심각한 것은 알겠는데, 그렇다면 이러한 물질사용장애는 어떻게 치료해야 할까? 지금껏 많은 질환을 다루어왔지만, 물질사용장애는 특히 치료보다 예방이 중요하다. 지금껏 다루어왔던 정신질환들과는 달리 개인의 의지로 예방이 가능한 질환이기도 하거니와, 물질사용장애의 치료는 개인의 의지나 약물 복용 정도로 해결될 문제가 아니기 때문이기도 하다. 이 때문에 정부나 기관에서도 중독 예방을 위해 갖은 노력을 기울이고 있다.

　하지만 아쉽게도 이러한 중독 예방 노력은 별다른 효과를 거두지 못하는 것처럼 보인다. 왜 그럴까? 여러 이유가 있겠지만 가장 큰 이유는 대중에 대한 각종 중독 물질의 노출이 쉽다는 점이다. 심지어 '학교도 안전한 곳이 아니다'라는 기사는 그 심각성을 엿볼 수 있다.

　이에 특정 중독 예방을 위해 물질에 대한 예방 홍보를 하지 않아야 한다. 이것은 유명한 심리 실험인 코끼리 실험에 기인한다. '코끼리를 생각하지 말라'는 말은 결국 코끼리를 생각나게 한다. 마약 근절을 위해 현재 광범위하게 뿌려진 마약 근절 홍보 문구나 포스터들은 결국 대중의 무의식에서 마약을 제거하는 데 효과적이지 못하다. 차라리 그러한 예산을 마약 관련 범죄자를 체포하거나 단속하는 데 쓰는 것이 합리적이다. 무의식적 관점에서 볼 때 현재 마약이나 음주운전 근절 공익 캠페인은 아직 갈 길이 멀다. 이와 관련해서 요즘 언론에서도 음주운전

또는 마약 투여 연예인 기사를 자극적으로 대서특필하는 것 또한 대중들의 무의식에 악영향을 끼치는 행태라고 할 수 있다.

개인 차원에서 물질사용장애를 예방하는 방법도 있다. 물질에 대한 원천 차단이다. 호기심으로 '한 번쯤 괜찮겠지' 생각하는 안일함이 사회 곳곳에 팽배해 있다. 음주나 마약은 노력으로 어떻게 할 문제가 아니다. 한번 시작하면 의지와 상관없는 것이니 시작하기 전부터 관심을 좀 더 긍정적인 다른 자극에 돌리는 것이 해결책이다. 음주운전이나 마약 관련 기사를 클릭할 시간에 다른 좋은 뉴스를 더 보는 것이다.

그렇다면 물질사용장애는 어떻게 치료해야 할까? 대부분의 물질사용장애는 사회적 물의를 일으킬 정도로 증상이 심하기 때문에 초기에는 입원치료가 원칙이다. 처음 입원하면 물질사용에 대한 갈망이나 금단 증세가 나타날 수 있어서 물질을 대체할 수 있는 대체제를 사용한다. 조금 더 약한 형태의 마약류나 향정신성 의약품이 이에 해당한다. 그 뒤 상태가 안정되면, 물질에 대한 항갈망제를 추가해 서서히 물질에 대한 갈망을 없애가는 식으로 치료를 진행한다. 요즘은 약물이 많이 있기에 입원치료 자체는 어렵지 않게 진행되는 경우가 대부분이지만, 중요한 것은 퇴원 후다. 퇴원 후에 또 마약을 사용하는 경우가 많아서, 이후에도 지속적인 외래 통원 치료 및 보건소와 같은 지역사회 연계가 필수다.

이렇게 물질사용장애에 대해 알아봤다. 어쩔 수 없이 질병을 소개하기 위해 마약을 언급했지만, 마약에 관심도 갖지 말고 시작도 하지 말아야 질병으로의 발전을 예방할 수 있을 것이다.

우리 애가 탈선했어요
- 적대적 반항장애와 품행장애

적대적 반항장애와 품행장애는 일반인들에게는 다소 낯선 진단명이다. 이는 비행 청소년(흔히 말하는 일진)이라고 생각하면 쉽다. 모든 일진이 적대적 반항장애나 품행장애는 아니지만, 품행장애 환자들은 대부분 일진 노릇을 하는 것이 현실이다. 그렇다면 많아진 비행 청소년의 수만큼 흔해진 질병인 적대적 반항장애, 품행장애에 대해 한번 알아보자.

품행장애와 비슷해 보이는 적대적 반항장애

최근 교권 약화와 함께 여기저기서 도를 넘는 학생들의 일탈 행위가 많이 일어나고 있다. 흔히 말하는 '촉법소년' 문제가 대표적인데, 이렇듯 사회적으로 물의를 빚는 학생 중에는 정신과적으로 문제가 있는 학생들도 많을 것이다. 이 중에는 이미 앞에서 다루었던 주의력결핍 과잉행동장애(ADHD)와 같이, 집중력 저하 관련 질병 때문에 생기는 문제들도 더러 있지만, 이와 결을 달리하는 청소년의 문제 행동을 일으킬 수 있는 질병들도 있다. 바로, 적대적 반항장애와 품행장애다.

먼저 비교적 증상이 덜 심한 적대적 반항장애 사례부터 보자.

> 올해 중학교 2학년이 된 Y군은 최근 들어 학교에 가기 싫다. 학교에 가면 괜히 짜증이 나고 선생님들의 훈계도 잔소리로 들린다. 최근 들어 학교에서 선생님과 두 차례 이상 언쟁이 있어서 부모님이 학교에 불려 가기도 했지만, Y군은 부모의 말도 듣기가 싫고 꼰대 같기만 하다. Y군의 부모님은 처음에는 사춘기인가 했다가 선생님께 자주 대드는 Y군의 모습을 보고 학교에 가서 상담한 후, Y군을 정신과에 데려가기로 했다. 하지만 Y군은 정신과에서도 질문을 하는 정신과 의사 선생님에게 비협조적인 태도를 보이며 비아냥거리면서 면담하는 태도를 보였다.

적대적 반항장애의 경우 분노감, 과민한 기분 및 반항적 행동을 주 특징으로 한다. 기분 때문에 나타나는 문제는 자주 욱하고, 쉽게 화를 내고, 짜증을 낸다는 점이다. 반항적 행동은 주로 권위적인 대상에게 나타나며, 환자는 자주 적극적으로 권위자의 요구나 규칙을 무시하거나 거절한다. 쉽게 말해서 친구보다는 부모나 선생님 같은 대상에게만 대든다. 이러한 특성 때문에 자신이 맞서고자 하는 대상이 아닌 경우에는 별다른 사회적 문제를 일으키지는 않는다. 따라서 권위적 대상이 아닌 친구들과는 별다른 문제가 생기지 않는 경우가 많다. 이번에는 품행장애를 살펴보자.

적대적 반항장애보다 심한 품행장애

> 올해 18세인 G군은 중학교 1학년 때부터 술과 담배를 하는 등 일탈을 시작했다. 중학교 1학년 말부터는 교내 폭력서클인 일진회에 가입해서 동급생을 폭행하고, 중학교 2학년 들어서는 후배들에게도 주먹을 휘두르고 선생님께 대들어 학폭위도 열렸다. 중학교 3학년 때는 가출을 하게 되면서 학교도 자퇴하고, 이후 뚜렷한 직업 없이 비슷한 무리들과 어울려 다니며 생활했다. 그러던 중 18세가 되던 해에 절도로 구속되는데, 이 과정에서 정신과 진료와 연계되는 상담을 받게 되면서 품행장애로 진단받게 되었다.

품행장애는 적대적 반항장애와 비슷해 보이지만, 결정적인 차이점이 있다. 바로 상대를 가리지 않고 일탈 행위를 일으킨다는 것이다. 그 때문에 교사나 부모 같은 권위적 대상뿐만 아니라 동급생, 후배 등 자신보다 약한 대상들도 일탈 행위의 타깃이 된다. 더욱 어려운 점은 품행장애로 진단된 대다수의 청소년들이 성인이 된 이후에도 불법적 행위에 연루되거나, 반사회성 인격장애(Antisocial personality disorder)로 진단받는 비율이 높다는 점이다.

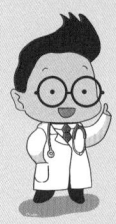
적대적 반항장애와 품행장애는 어떻게 치료하나요?

심층 면담 평가, 약물치료, 면담 및 행동치료

그렇다면 이러한 적대적 반항장애나 품행장애를 미리 예방하고 치료하려면 어떻게 해야 할까? 가장 중요한 것은 질환에 관한 관심이다. 우리는 청소년들의 일탈을 그저 사춘기의 문제라고 개인적인 것으로 치부해버리는 경향이 있다. '잠깐 일탈하다 돌아오겠거니' 하는 부모와 교사 등 주변의 무관심이 이러한 질환을 심화시킨다. 게다가 청소년들이 이 두 질환을 앓게 되는 원인 자체도 부모의 무관심과 방임이 한몫하기 때문에, 병은 더욱 방치되고 심화된다. 따라서 부모가 역할을 제대로 하지 못하거나 할 수 없는 상황일 경우, 문제 청소년들을 미리 진단해 폭력 사건 등이 일어나기 전에 적절한 개입이 이루어질 수 있도록 교육 기관이나 행정 기관 차원에서 제도적 개입이 있어야 한다.

하지만 이러한 예방책에도 불구하고, 이 병을 진단받은 청소년들은 치료를 받아야 한다. 적대적 반항장애나 품행장애로 진단받은 경우, 치료의 진행은 다음과 같이 진행된다.

일단 진단된 청소년은 일탈 행동이나 사건에 의해 진단된 경우가 대부분이기 때문에, 초기치료에서는 심층 면담 평가와 함께 약물치료가 함께 사용된다. 주로 사용되는 약물은 기분 조절제(Mood stabilizer) 종류이며, 이는 청소년의 감정 기복을 줄여주는 역할을 한다. 이 외에도 더러 나타나는 피해망상적 사고에 대해 항정신병 용제나 심각한 불안에 대해 항불안제 등이 추가로 사용된다.

약물치료를 통해 증상이 완화된 경우, 실제 사회에서 부딪히는 상황들에 대해 조금씩 노출해보면서 이에 대한 적절한 반응을 유도해낸다. 예를 들어, 원치 않는 상황이 왔을 때 무조건 뒤집어엎고 보는 청소년의 경우 이러한 폭력적 반응을 교정하고 지연시키는 인지행동치료를 시행해볼 수 있다.

어느 정도 효과가 뚜렷하게 보이는 초기 약물 개입과 달리, 사회에 적응해가며 시행하는 면담 및 행동치료는 그 치료 효과는 더디지만, 청소년이 성인이 되어 자신의 행동을 책임져야 하기 전까지 자신만의 안전한 행동 양식을 형성하도록 도와준다.

적대적 반항장애나 품행장애는 진단 자체는 대중에게 다소 생소하지만, 현대사회 곳곳에 만연해 있다. 지금부터라도 이러한 질병에 미리 관심을 가지고 조기에 개입해 큰 사건이 벌어지는 것을 예방할 수 있기를 바란다. 주변에 이런 학생들이 보인다면 정신과 진료에 대해 진지하게 생각할 수 있도록 도와주어야 할 것이다.

내 안에 또 다른 내가 있어요
- 해리장애

우리는 누구나 가면을 쓰고 살아간다. 그런데 가면을 쓴 순간의 나를 기억하지 못한다면? 참 무서운 일이 아닐 수 없다. 하지만 그것이 실제로 일어난 질병이 있으니, 바로 해리장애다. 정신과에서는 이 질병을 어떻게 보는지 알아보자.

헐크의 얼굴을 한 해리장애

마블 영화에 나오는 헐크를 아는가? 영화 속 위기 상황에서 주인공은 화가 나면 헐크로 변한다. 이 헐크와 똑 닮은 정신과 질병이 해리장애인데, 해리장애에 대해 들어본 사람은 많지 않을 것이다. 그만큼 일반인에게는 생소한 질병이다.

> 24세 N씨는 대학원생이다. 얼마 전, 남자친구의 자살한 모습을 가장 처음으로 목격했다. 당시 잠깐의 의식 소실은 있었지만, 금방 깨어났고 일상생활에도 큰 무리 없이 학업도 계속하고 있다. 문제는, 그녀가 남자친구의 죽음은 물론이고 남자친구와 사귀었던 사실 및 남자친구와의 일들을 기억하지 못한다는 점이다. 그녀의 말에 따르면, 남자친구와의 기억을 떠올리려고 하면, 마치 그 부분이 가위로 도려내진 것처럼 희뿌옇게 보인다고 했다. 이러한 기억 상실은 N씨 자신의 일상생활에 큰 불편을 주지는 않았지만, 이를 이상하게 여긴 가족들의 권유로 병원에 내원해 뇌 MRI 및 피검사 등 각종 신체검사를 받아봤다. 하지만 특별한 이상 소견은 발견되지 않았고, N씨는 정신과에 방문하기에 이르렀다.

이는 가장 흔하게 나타나는 해리장애의 일종인 해리성 기억 상실의 예다. 도대체 이런 해리현상은 왜 일어나는 것일까? 이는 해리라는 말의 뜻을 풀이해보면 알 수 있다. 해리(解離)는 '둘로 나뉜다'라는 뜻이다. 무엇이 나뉠까? 바로 정신이다.

N씨처럼 견디기 힘든 일을 겪는 순간, 우리의 의식이 그것을 감당하기 힘들다는 신호를 보낸다. 그러면 그 순간부터 의식은 잠깐 꺼지거나 둘로 나뉜다. 이 두 가지 경우를 살펴보자.

먼저 의식이 꺼지는 경우다. 이때는 무의식이 현실을 받아들인다. 그리고 그 사건이 해결되어 감당할 정도가 되면, 무의식이 사건의 기억을 가진 채로 의식 저 너머로 꽁꽁 숨어버린다. 기억이 무의식 속에 가라앉아버리는 것이다. 그래서 아무리 기억하려고 해도 기억이 나지 않는다. 이것이 해리성 기억 상실의 기전이다.

또는 의식이 둘로 나뉘는 경우도 있다. 이때 나뉜 의식 중 기존의 의식은 새로운 사건을 받아들일 수 없을 정도로 약한 반면, 새로 나온 의식은 사건을 소화할 수 있을 정도로 강한 의식으로 자리 잡는다. 이렇게 새로 나온 의식이 독립된 성향을 가지고 하나의 새로운 인격체로서 계속 존재하기도 하는데, 우리는 이것을 '해리성 주체장애'라고 부른다. 우리 몸에 주체가 하나 더 생긴 것이다.

이 해리성 주체장애는 흔히 말하는 '이중인격'의 끝판왕 같은 존재다. 각 인격은 서로가 존재하는지 모르기도 하고, 한 신체에 다수의 인격이 존재하는 경우도 있다. 이런 사실은 너무나도 신기하고 대중에게 받아들여지기 어려운 일이었기 때문에, 각종 매체의 모티브가 되기도 한다. 영화 〈헐크〉도 스트레스 상황에 대처하는 하나의 인격이 나오는 것으로 봐서 해리성 주체장애의 일종으로 볼 수 있다. 헐크가 초록 괴물로 변해서 위기 상황을 극복하는 것처럼, 해리성 주체장애 환자의 인격도 강한 자아로 변화해서 스트레스 상황을 날려버리곤 한다.

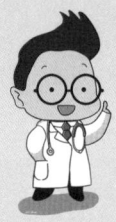
해리장애는 어떻게 치료하나요?

무의식의 해결, 행동치료, 최면치료, 항우울제, 입원치료

　이러한 해리증상은 어떻게 보면 스트레스 상황에 대한 자연스러운 기전이다. 지금부터 기술할 정신병적 상황들은, 파헤쳐보면 다 납득할 만한 이유가 있다. 이러한 정신병들이 결과적으로 일반인들이 보기에 사뭇 이상한 것처럼 보일지는 몰라도, 그것은 어떠한 현상에 대한 필연적인 결과일 뿐이다. 마치 외상이 생기면 그것이 곪고 딱지가 되어 떨어지는 것처럼 말이다. 상처가 곪았을 때 그것이 이상하게 보이긴 하지만, 치료하고 시간이 흐르면 흉터가 남을지언정 다시 원래대로 복구된다. 정신병도 이렇게 시간을 벌기 위한 일정의 자정 작용이라고 할 수 있다.

　이렇게 우리 무의식으로 들어간 '힘든 사건에 대한 기억'도 시간이 흐름에 따라 조금씩 흘러나온다. 마치 대금을 한 번에 치르지 못했으니, 할부로라도 치르라고 하는 것처럼 조금씩 흘러나온다. 그러다가 그 사건을 떠올리게 하는 다른 사건이 있으면 한 번에 튀어나오기도 한다. 이러한 이유로 해리장애 환자는 무의식으로 들어간 기억을 잘 해결해야 한다. 이 기억은 무의식 속에 존재하면서 계속 조금씩 환자를 괴롭힐 테니 말이다.

　그래서 해리장애의 치료로는 외상후 스트레스장애에 쓰이는 행동치료나 최면치료 등이 쓰이기도 한다. 최면은 무의식으로 흘러 들어간 기억을 다시 불러오는 데 좋기 때문이다. 인위적으로 불러와서 환자가 그때의 감정을 충분히 느낄 수 있도록 하는 것이다. 결국 이것도 환자가 온전히 부담해야 한다. 그래도 완전히 덮고 사는 것보다는 훨씬 낫다.

이러한 치료법은 해리장애가 없는 사람들에게도 적용할 수 있다. 사실 우리 또한 인지하지 못하고 있을 뿐이지, 가벼운 해리증상을 일상생활에서 무수히 겪고 있다. 내가 느끼기에 불편한 감정들을 충분히 느끼지 않은 채로 무의식 속으로 보내버리는 것이다. 더군다나 요즘처럼 재미있는 콘텐츠가 난무하고 접근하기 쉬운 세상에서는 스트레스를 받으면 감정을 느끼기보다는 재미있는 것을 보면서 그냥 잊어버린다. 하지만 그 스트레스에 대한 감정을 충분히 곱씹고 온전히 느끼지 않는다면, 이는 우리의 무의식 속에 똬리를 튼다.

따라서 우리는 어떤 감당하기 힘든 사건이나 스트레스가 와서 우리의 감정이 동요될 때, 그것을 온전하게 느끼는 연습을 할 필요가 있다. 만약 그 순간 부적절하거나 힘들다면, 하루를 마치면서 감정을 소화할 수도 있다. 일기 쓰기나 자기 전 명상 등을 통해서 말이다. 감정을 잘 소화하고 승화하지 못하면, 그 감정이 무의식 속에 남아 계속 새어 나와 우리를 힘들게 할 수 있다.

물론 가장 좋은 것은 스트레스를 받지 않고 사건을 겪지 않는 것이지만, 우리의 삶은 그렇게 우리를 가만히 놔두지 않는다. 아무쪼록 힘든 일이 생겨도 그것을 의식적으로 잊어버리려고 하기보다는, 감당할 수 있을 정도까지는 온전히 느껴보기를 바란다. 만약 그래도 너무 힘들어서 감당할 수 없다면, 믿을 만한 사람과 상담하거나 가까운 정신건강의학과 혹은 심리상담 센터를 방문해보는 것이 좋다.

병원에서는 통원 가능한 수준의 해리장애라면 항우울제를 기본으로 약물치료를 시작한다. 만약 기억 왜곡이 심해서 자해나 타해 위험이 크다면, 입원치료도 고려한다. 해리장애가 심해서 일상생활이 어려운 경우라면 입원치료가 가능한 병원급을 우선 방문해야 할 것이다.

단타에 빠져서 재산을 탕진하고 빚졌어요
- 도박장애

'도박 중독자도 정신과에 오나?' 이런 생각을 할 수 있을 것이다. 확실히 예전에는 그렇게 많이 볼 수 없는 경우이기는 했다. 하지만 최근에는 투자가 흔해져서 그런지 여기저기서 도박장애가 의심될 정도로 무리한 투자를 하는 사람들이 많이 오기 시작했다. 정신과에서는 도박장애에 어떻게 접근하는지 한번 알아보자.

투자도 도박장애일 수 있다?

코로나가 시작된 이후 우리나라는 투자 광풍이 불었다. 부동산, 주식부터 시작해 암호화폐, NFT까지 투자 수단은 다양했다. 그런데 투자로 돈이 복사된다는 낭설이 떠돌면서 대중의 투자 양상이 점점 도박에 가까워지기 시작했다. 결국 밤잠 설쳐가며 해외 주식이나 코인 단기매매를 하다가 돈을 잃고 우울해하는 사람들이 늘어났다. 이런 사람 중 일부는 우울이나 불안, 불면에 시달려 정신건강의학과를 방문하기에 이르렀는데, 놀랍게도 그들 중 일부는 도박장애로 진단되었다. 다음 사례를 보자.

> 32세 S씨는 최근 투자 실패로 인한 우울과 불면 증상으로 정신과를 방문했다. S씨는 처음에는 주식 투자로 시작했다가 돈을 조금 벌었고, 이후 자신감을 가지고 조금 더 빨리 돈을 벌자는 생각에 코인을 시작했다고 한다. 처음에는 조금 돈을 벌었지만, 액수가 커지고 매매가 잦아지면서 돈을 잃기 시작했고, 잃은 돈을 만회해야 한다는 생각에 빚을 내면서까지 매매하기에 이르렀다. 결국 하락장에 돈을 모두 잃고 빚까지 지게 된 S씨는 우울감에 시달렸으나, 지금까지 하던 매매를 그만두기 어려워 돈이 조금만 생겨도 계속해서 코인을 매매한다고 했다. S씨에 따르면, 뭔가 알 수 없는 충동 때문에 매매를 그만두기 어렵다고 했다. 면담 결과, S씨는 도박장애로 진단되었다.

이 사례는 최근 들어 도박 관련 증상으로 정신과를 방문하는 환자 중 가장 흔한 유형이다. 우리나라 전체 인구에서 도박장애가 있는 사람의 비율은 1% 미만이며, 이 비율이 최근 들어서 급증했다고 생각하지는 않는다. 즉, 갑자기 사람들의 도박성향이 늘어났다기보다는, 도박성 짙은 투자가 만연한 사회 분위기가 개인들의 잠재된 도박성향을 끌어내고 있다고 생각한다.

실제로 도박장애의 발생은 흔히 청소년기 혹은 성인기 초기에 나타나지만, 중년 혹은 노년기에도 나타날 수 있다. 이러한 사실은 언제 도박을 처음 접하는지가 중요하다는 점을 시사한다. 만약 조기(청소년기)에 도박장애가 나타나는 경우 충동성이나 물질사용장애가 연관되어 있으며, 치료 또한 어렵다.

도박장애는 남성에게 더 많이 발병하지만, 여성이 더 빠른 진행을 보이는 점이 특징이다. 또한 여성에 비해 남성에게서 조기에 도박장애가 나타난다.

그렇다면 일반적인 도박과 병적인 도박장애를 구분하는 기준은 무엇일까? '도박'이라는 표현 자체가 좋은 느낌의 말은 아니지만, 그래도 일상생활에서 가끔 도박을 즐기면서 정상적인 생활을 영위하는 사람들이 있다. 이들과 도박장애를 구분하는 기준은 바로 일상생활에서 문제가 생기는지의 여부다. 흔히들 생각하는 판돈과는 크게 관계가 없다. 실제로 판돈을 많이 걸면서 도박을 하더라도 일상생활에 문제가 생기지 않을 한도 내에서 도박을 즐기는 사람의 경우, 도박장애로 진단되지 않는다.

도박장애의 원인 : 유전, 신경물질, 심리

도박장애가 생기는 원인은 크게 세 가지로 나누어 생각해볼 수 있다. 우선 가장 큰 원인은 유전적 요소다. 부모나 형제 등 가족에게서 알코올 중독이나 도박 중독과 같은 유사 정신질환이 있는 경우, 그렇지 않은 군보다 발병 위험이 크다. 또한 부모의 생활 양식 또한 자식에게 큰 영향을 미치기 때문에, 부모의 도박 행위는 자식에게도 발병 요인이 될 수 있다.

두 번째 원인은 신경전달물질의 이상이다. 흔히들 '중독'의 원인으로 도파민계 이상을 생각하는데, 도박장애에서는 도파민뿐만 아니라 세로토닌, 아드레날린, 오피오이드계의 이상 또한 심심치 않게 보고되고 있다. 이러한 신경전달물질의 이상은 도박장애에 걸리는 사람이 그렇지 않은 사람보다 신경학적으로 도박에 더 민감하게 반응한다는 점을 시사한다.

세 번째 원인은 심리적 요소다. 분석학적으로 볼 때, 도박의 의미는 여러 가지가 있다. 그중 대표적인 것으로 자신을 랜덤하게 피해를 볼 수도 있는 위치에 놓음으로써 피학성을 만족시킨다는 가설이 있다. 쉽게 말해 자신을 피해자로 만듦으로써, 동정받고 싶은 욕구를 충족하는 것이다. 이 외에도 흥분 추구나 권위에 대한 도전의 수단으로 도박을 과도하게 활용하는 것을 도박장애의 병리로 보고 있다.

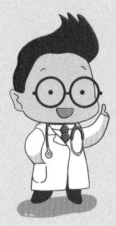
도박장애는 어떻게 치료하나요?

인지행동치료, 자조모임, 가족치료

 도박장애의 치료는 다른 정신장애들과 달리 약물치료를 주로 하지 않는다. 도박 중독은 약물로 치료하기 어려운 질환 중 하나다. 따라서 가장 첫 번째로 인지행동치료를 주 치료 수단으로 한다. 인지행동치료에서는 환자 자신이 어떤 상태인지 알아차리기 위한 여러 가지 방법을 활용한다. 많은 도박장애 환자들이 자신의 병이 심각하며 치료가 필요한 상태인지조차 인지하지 못하기 때문에, 반복적인 생활양식 체크를 통해 자신의 병적 상태의 심각성을 인지하도록 한다. 그래서 자신에게 도박의 트리거가 되는 요인이나 상황 등을 알아차리고, 그것을 피하는 치료를 하거나, 혹은 의도적으로 그러한 상황에 노출해서 불안 정도를 같이 알아보는 인지행동치료가 많이 사용된다. 이 외에도 인지행동치료는 개인의 특성과 질병의 심각도에 따라 의사와의 협의를 통해 다양한 방법으로 응용될 수 있어서 치료의 지평은 넓다고 할 수 있다.

 다음으로 다른 중독 관련 질환에서도 자주 사용되는 자조모임이나 가족치료 또한 좋은 치료 방법이다. 자조모임 및 가족치료는 환자에게 지지체계를 제공하기 때문에 환자의 의지가 약화되었을 때 치료 실패를 막아주는 효과가 있다. 또한 환자는 이 치료를 통해 혼자가 아니라는 사실을 알게 되고, 치료의 동기를 강화할 수 있는 장점이 있다.

 마지막으로 잘 쓰이지는 않지만 약물치료다. 주 치료제는 항우울제 및 항갈망제이며, 이 외에도 불안 감소를 위해 항불안제를 사용할 수 있다.

이렇게 도박 장애에 대해서 알아봤다. 최근 들어 투자를 도박처럼 하는 사람들이 늘고 있다. 자신이나 주변을 한번 돌아보고, 혹시 투자를 도박처럼 하고 있는 사람이 있다면 상담을 권유해볼 수 있을 것이다.

집 안이 온통 쓰레기장이에요
- 저장강박장애

　수집광은 이름에서도 알 수 있듯이, 수집에 광적인 사람들이다. 수집을 광적으로 하다 보니 집 안이 난장판이고, 당연히 일상생활에 문제가 생기는 지경에 이른다. 도대체 무엇 때문에 이런 광적인 수집 행동이 생기는지, 이런 질병은 어떻게 치료하는지, 생소할 수도 있는 수집광에 대해 알아본다.

집 안이 난장판인 수집광

　가끔 TV를 보면 집 안이 아수라장이 된 사람들의 모습을 접하곤 한다. 자기 관리를 안 하는 정도를 넘어서서 집을 아예 쓰레기장으로 만드는 사람들 말이다. 혹은 집에 쓰레기는 아니어도 동물을 감당할 수 없을 정도로 수십 마리 이상 길러서 집이 난장판인 모습도 볼 수 있다. 이러한 현상을 보이는 대표적 질환이지만, 일반인들에게는 낯선 질환인 수집광(hoarding disorder)에 대한 사례를 보자.

> 63세 C씨는 집 안이 짐으로 가득 차 있다. 그는 젊었을 적부터 물건을 쉽게 버리지 않고 모아놓는 성격이었다. 하지만 일상생활에 문제가 있을 정도는 아니었고, 단지 집 안에 잡동사니가 많아 정리정돈이 안 되어 있는 정도였다. 그런데 함께 살던 아내가 사망한 뒤부터 점차 집이 잡동사니들로 채워지기 시작했다. 집에 왕래가 있는 사람이 없어 최근 발견된 C씨의 집은 악취와 주워온 폐품들로 가득했다. C씨는 이에 대해 사용하려고 가져다 놓은 것이라고 말하며, 집 안 청소를 거부했다. 본인 소유의 집에 무엇을 놓든 무슨 상관이냐고 하는 말에 주변 이웃들의 신고로 인해 경찰까지 출동했으며, 경찰 손에 이끌려 정신과에까지 방문하기 이르렀다. 부적절한 망상이나 정신병적 증세는 없었으나 가벼운 우울증세와 함께 집에 수집해놓은 물건들에 대한 지나친 집착이 있어 C씨는 수집광 환자로 진단되었다.

이는 가장 흔한 수집광의 사례다. 사실 집 안을 난장판으로 만드는 정신과적 질환은 수집광 말고도 여러 가지다. 조현병 환자도 망상으로 인해 집 안에 쓰레기를 가져다 놓을 수 있다. 회피성 인격장애나 조현성 인격장애 환자 역시 사람들을 피하기 위해 집 안에서 생활하면서 쓰레기가 쌓일 수 있다. 하지만 이런 환자들과는 달리 수집광은 '물건을 저장하는 것', 그 자체가 특징이라는 점에서 확연히 구분된다. 저장 강박에 관련된 망상을 제외하면 특별한 생활상의 문제점이 없다.

수집광의 원인과 치료

그렇다면 이러한 수집광은 왜 생길까? 수집광의 가장 큰 특징은 물건에 대한 집착과 그에 따른 강박적 행동이다. 이러한 행동은 정신분석적으로 버림받는 것에 대한 공포 또는 항문기(1~3세)의 발달 과정 문제로 설명되곤 한다. 즉, 어렸을 때 버림받는 것에 대한 공포가 생겼거나, 이 시기의 발달 과정에서 생긴 문제가 강박 증세의 발현과 연관이 있을 것이라는 추측이다. 또한 정신 생물학에서는 저장 강박이 세로토닌 호르몬에 문제가 생긴 것으로 판단한다. 실제 면담에서 저장 강박이 있는 환자에게 물으면, 물건을 버리는 것 자체가 너무 신경 쓰이는 문제라고 한다.

지나치게 수집에 몰두하는 행위 자체는 누구에게든 있을 수 있지만, 그로 인해 집에서의 생활이 불가능해지거나, 위생상의 문제가 생기거나, 악취 등으로 이웃과 같은 타인에게 피해를 준다면 수집광으로 진단된다. 또한 수집광은 사물에 국한되지 않으며, 애완동물을 과도하게 수집하는 경우도 해당된다. 이 경우를 동물 수집광이라고 하는데, 보통 수집광보다 병식이 더 나쁘고 비위생적이다.

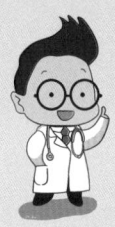
저장강박장애는 어떻게 치료하나요?

생물학적 치료, 인지행동치료, 바이오피드백

수집광이 정신과에 내원하게 되면 치료는 크게 두 가지로 나뉜다. 첫째는 생물학적 치료다. 강박 증상 자체가 세로토닌 계열의 문제이기 때문에 약도 역시 세로토닌을 증가시키는 약을 사용한다. 그 때문에 우울증 치료와 마찬가지로 세로토닌계 항우울제를 사용한다. 우울장애와의 차이점이라면, 강박 증상은 잘 치료되지 않는 경향이 있어 우울증 때보다 약 용량을 높여서 치료한다.

둘째는 인지행동치료다. 자신의 행동이 문제가 되는 것을 깨닫고, 그에 따라 행동을 변화시키는 치료다. 물건을 조금씩 버려보며 어떤지 느껴보는 점진적 노출법이 대표적인 인지행동치료다. 이 방법은 물건을 버릴 때의 강박 점수를 기록해나가면서 버리는 물건을 늘려나간다. 객관화된 점수를 통해 점차 나아지는 나 자신을 깨닫는 것이 핵심이다.

물건을 버릴 때 나타나는 증상을 스스로 인지하는 바이오피드백도 있다. 물건을 버릴 때 호흡이나 심박을 측정해 의도적으로 자신의 반응을 컨트롤하는 방법이다. 물건을 버릴 때 호흡이 가빠지거나 심박수가 늘어나는 경향성을 자신이 목격하면서 병식을 개선하고, 심호흡 등을 통해 몸에서 나오는 반응을 점차 정상화하는 것이 바이오피드백의 핵심이다.

이러한 치료를 통해 수집광은 치유될 수 있으나, 환자가 나이가 많은 상태로 발견되어 치료가 어려운 경우도 많다. 이런 경우 증상이 발현되는 것을 보호자가 막아주어야 하는데, 그렇지 못한 경우 입원치료까지도 시행해볼 수 있다.

수집광의 유병률은 전체 인구의 2% 정도로 우리 주변에 꽤 있지만, 주로 집이라는 개인적 공간에 국한되는 특성 때문에 진단되기까지 매우 힘들다. 따라서 우리가 이런 병이 있다는 점을 알고 있어야, 주변에 이러한 사람이 있을 때, 조기 개입해 질병의 심화를 예방할 수 있을 것이다. 주변에 이런 사람이 있으면 정신과 내원을 적극적으로 권유해보자.

PART 04

정신치료를 받아보세요

약물치료도 중요하지만, 상담치료가 병행되어야 좋은 질환들

정신과에 다니는 질병 중 외래나 입원을 통한 약물치료보다는 정신치료와 같은 장시간의 상담치료가 효과적인 질환들이다. 주로 성격 문제이기 때문에 약물을 통해 쉽게 변화되지 않기 때문이다. 장기간의 노력과 시간을 들여서 면담을 통한 치료가 효과적이므로, 정신치료가 가능한 병·의원으로 가야 한다.

나만의 가면을 쓰고 살아요
- 연극성 인격장애

연극성 인격장애 환자는 '나는 세상 사람들에게 잘해주는데, 왜 사람들은 몰라줄까? 공허하고, 인간관계가 다 부질없다'라고 느낀다. 하지만 금세 사람들과의 관계에 몰두하는 자신을 발견하게 된다. 사람들로부터 에너지를 얻지만, 또 무슨 일이 생겨 에너지를 빼앗기고 만다. 만일 자신이 이렇다면, 연극성 인격 성향이 있는지 한번 생각해봐야 한다.

가면을 쓴 나, 연극성 인격장애

현대인은 가면을 쓰고 살아간다. 그런데 이 가면을 쓰는 행위가 너무 당연해져 가면이 진짜 내가 된다면? 가면을 쓰지 않고서 사는 법을 잊어버렸다면? 내가 가면을 쓰고 살아간다는 사실마저 잊어버린다면 어떻게 될까? 여기에 해당하는 질병이 있다. 바로 연극성 인격장애다.

> 38세 H씨는 주변 사람들이 자신을 너무 힘들게 한다며 내원했다. 자신은 주변 사람들에게 호감을 갖고 관대하게 대했는데 정작 다른 사람들은 자신을 멀리한다는 것이었다. 그래서 자세히 물어보니 사람들은 H씨가 너무 과시적이고, 과장하며, 어디를 가서든 파벌을 만든다고 싫어한다고 했다. 하지만 H씨는 자신은 그렇게 행동한 적이 없으며, 오히려 사람들의 거칠고 무례한 행동 때문에 쉽게 상처받는다고 했다. H씨는 자신이 어디를 가든 누구와 쉽게 친해지며, 그렇기 때문에 쉽게 상처받는 것 같다고 했다. 면담 중에도 H씨는 의사에게 계속해서 의사니까 잘 아시지 않냐, 선생님은 저의 이야기를 잘 공감해주실 것 같다고 하며 인정받고 싶어 하는 모습을 보였다. 몇 번의 면담 끝에 H씨는 연극성 인격장애로 진단되었다.

연극성 인격장애의 특성은 연극적이며 과시적이다. 환자는 최상급 표현을 굉장히 많이 사용하고 강조가 일상화되어 있다. '정말', '최고로', '끝내주는' 등의 단어다. 또한, 가면을 쓰고 현실을 왜곡해서 받아들이고, 진실에 구애받지 않는다. 내면의 감정보다는 겉모습에 치중하기 때문에 패션과 스타일에 민감하다. 따라서 종종 매우 매력적으로 보인다. 하지만 대화해보면 그 외모에 걸맞지 않게 가볍고 피상적인 것이 느껴진다. 제멋대로이고, 그것에 대해 딱히 죄책감을 느끼지 않는다. 오히려 자신에게 동조하지 않는 사람들을 배척하고, 다른 무리를 찾아 쉽게 떠난다.

연극성 인격장애는 이러한 연극적 성향이 너무 심한 나머지 일상생활에 지장을 주게 된 경우의 환자를 말한다. 치료가 필요한 경우다. 연극성 성향은 약한 경우 매력적으로 보일 수 있고 연기자나 배우, 연예인, 패션업 등을 하는 데 도움이 될 수 있지만, 심할 경우 직장에서 다른 사람들과 유의미한 관계를 맺는 데 어려움을 겪는 나머지 직장생활 자체가 어려워질 수 있다. 또한 관계에서의 어려움은 연애에서도 나타나는데, 연극성 환자의 경우 성적 매력을 타인과 친밀감을 맺는 용도로 이용하기 때문에 정작 자신이 성감을 느끼는 것을 억압해 불감증에 빠져 원활한 성역할을 하지 못하는 경우가 많다. 또한 심한 경우 성을 타인을 유혹하기 위해 쓰면서 성적 문란에 빠지기도 한다.

이렇듯 문제 행동이 나타나는 연극성 인격장애 환자들의 경우 병적인 방어기제를 보인다. 그중 대표적인 것이 신체화와 전환 증세다. 이것은 앞서 신체화 질환에서도 다룬 적이 있다. 자신의 진짜 감정을 억압한 나머지 억압된 감정이 통증 같은 신체 증상으로 나타나거나, 심하면 경련과 같은 전환 증세로 나타난다.

정신과에서는 연극성 인격장애를 다음 여덟 가지 항목 중 다섯 가지 이상에 해당할 때 진단한다.

① 자신이 주목받지 못하는 상황을 불편하게 생각한다.
② 다른 사람과의 관계에서 부적절할 정도로 성적으로 유혹적이거나 자극적이다.
③ 감정 표현이 자주 바뀌고 피상적이다.
④ 타인의 관심을 끌기 위해 외모를 이용한다.
⑤ 연극적인 방식으로 말하고, 말하는 내용에 세부적인 사항이 부족하다.
⑥ 자신을 극적인 방식으로 표현하고, 감정을 과장해서 표현한다.
⑦ 피암시성(최면이나 가스라이팅에 취약한 성향)이 높아서 다른 사람이나 환경에 쉽게 영향을 받는다.
⑧ 다른 사람과의 관계를 실제보다 더 친밀한 것으로 생각한다.

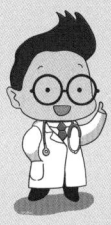

연극성 인격장애는 어떻게 치료하나요?

감정과 마주하기

연극성 인격장애 환자가 정신과에 내원하는 경우, 정신과 전문의는 금방 알아차릴 수 있다. 그리고 그들이 치료 가능한 상황인지 파악한다. 면담치료는 나이가 어릴수록, 치료에 대한 의지가 클수록, 치료에 드는 비용과 시간을 감당할 수 있을수록 좋다. 가장 중요한 것은 환자 자신의 의지지만, 나이 또한 무시할 수 없다. 기본적인 병리가 감정의 억압이기 때문에 억압되었던 감정이 오래 눌려 있었을수록 치료가 쉽지 않기 때문이다. 보통 20~30대 정도까지는 치료가 쉽다고 보며, 40대가 넘어가면 생활방식의 고착화 때문에 치료가 어려운 편이다.

정신과 의사는 그들의 병리를 역이용해, 억압된 감정 속으로 환자들을 가이드해주는 역할을 한다. 따라서 연극성 인격장애 환자는 정신치료 시 숙련된 정신과 전문의와 함께 자신의 억압되어 있던 감정 속으로 여행을 떠날 수 있다. 그 과정에서 서서히 자신의 억눌려 있던 감정을 마주하고, 풀어주면서 변화된다. 물론 중간중간 환자들은 담당 의사의 관심을 얻기 위해 여러 수단을 쓸 수 있다. 옷차림을 칭찬할 수도, 힘든 의사의 스케줄을 위로할 수도 있다. 그때마다 의사는 환자가 자신의 치료가 아닌 의사에게 집중하고 있음을 상기시켜서 환자를 치료 범위 안으로 가이드한다. 결과적으로 환자는 자신이 감정을 억압한 나머지 이를 신체 증상과 같은 다른 통로로 발산하고 있음을 스스로 알아차리고, 이에 따라 신체화 및 히스테리 증상은 사라지게 된다.

이 과정에서 정신과 의사는 많은 역할을 하지 않는다. 그저 환자에게 무조건 동의해주지 않고, 환자의 결정을 대신 결정해주지 않는다. 묵묵히 환자 옆에서 스스로 감정에 솔직해질 수 있도록 도와준다. 따라서 연극성 인격장애 환자는 의사가 다소 차갑다고 느낄 수 있지만, 이 또한 첫 장에 나와 있듯이 정신과 의사의 스킬이다. 그렇다고 의사라고 해서 다 차갑게 하는 것은 아니고, 교과서에서도 환자와의 좋은 관계를 위해 어느 정도 의존성은 충족시키라고 되어 있다. 그 때문에 정신과 방문을 망설이는 연극성 인격 성향의 분들이라면 너무 걱정하지 마시기를. 정신과 의사는 항상 여러분을 기다리고 있다. 다만 의사에 대한 관심보다는 환자 자신에 대한 문제에 초점을 맞추기를 바라면서 말이다.

연극성 환자는 치료에 가장 보람 있는 환자 중 하나다. 환자는 의사에게 때로는 어려움을 주지만, 그 경험 또한 매혹적이며 지루하다고 느껴지지 않는다. 치료가 진행되어가면서 환자는 마침내 진정한 감정반응을 하고, 자기 자신의 인생을 스스로 이끌어나갈 능력을 갖추게 된다. 이런 과정을 바라보면서 의사 또한 보람을 느낀다. 치료가 진행되면서 환자는 자신의 깊은 감정과 억압된 성적 소망을 이해하고 받아들이게 되면서 그들의 감정적 불안정성은 점차 안정되어간다. 일상생활에 너무 어려움이 있는 가면을 쓴 분들은 정신과 방문을 적극적으로 추천한다.

삶이 의미 없어서 자꾸 자해해요
- 경계성 인격장애

경계성 인격장애 환자들은 끊임없이 자신에게 해를 가한다. 환자들은 공허감을 자해로 푼다. '죽고 싶다'라는 생각이 환자들 머릿속에는 가득한 듯하다. 환자의 주변 사람들은 계속되는 '자살하고 싶다'라는 표현에 지쳐간다. 자꾸만 죽는다고 하는 사람에게 무슨 말을 해주어야 할까?

자살 사고는 삶이 공허한 이에게 찾아온다

우리는 삶을 살아간다. 그런데 세상에는 삶이 힘든 사람들이 너무도 많은 것 같다. 이것은 비단 아프리카에서 기아를 겪는 이나 내전 국가에 있는 소년병처럼 누가 봐도 어려움에 부닥친 사람들만의 문제는 아니다. 돈도 먹고살 수 있을 정도로 벌고, 사는 데 별 어려움이 없는 것처럼 보일지 모르는 대한민국의 평범한 현대인들에게서 수도 없이 일어나는 생각이 바로 자살이다. 최근 뉴스에 나오는 사회 각계의 자살 소식들이 이를 대변해준다. 그런데 평범하게만 보였던 이 사람들이 사실은 아픈 것이었다면 어떨까?

> 22세 남자 C씨는 육군 상병이다. C씨의 부모님은 바빴고, C씨는 어릴 적 부모님의 사랑을 많이 받지 못해서 친구와의 관계도 어색한 부분이 있었고, 학창 시절 왕따도 당했다. 하지만 학교 폭력을 당한 것까지는 아니었고, 학교도 적당한 성적으로 졸업해서 대학교까지 갔다. 그렇게 학교를 1년 정도 다니다가 내 길이 아닌 것 같아 휴학하고 군대에 입대했다.
> 군대에서 처음 겪는 일들에 다소 당황하긴 했지만, 그래도 어느새 상병까지 달았다. 그리고 상병 말기, C씨는 이제 전역해서 앞으로 무엇을 할지 고민하기 시작했다. 지금 대학교는 그냥 성적에 맞춰 들어간 곳이고, 그러다 보니 딱히 하고 싶은 것도 없었다. 동기들은 자기 계발한다고 군대에서도 자격증에, 영어에 스펙 쌓기 바쁘고, 밖에 있는 학우들은 벌써 졸업반이라 취업에 하나둘 성공한다고 하는데, 자신만 뒤처지는 것 같았다. 그렇게 생각하다 보니 왜 살아야 하는지 자꾸 고민이 들었다. 급기야 작업 중 멍 때리는 동안 '그냥 삶을 끝내버릴까?' 하는 생각까지 들기 시작했다. 그래서 C씨는 정신과 의사에게 이런 삶을 왜 살아야 하는지 이유를 듣고 싶어 정신과에 내원하기에 이르렀다.

경계성 인격장애 환자는 삶이 공허하다. 그렇기 때문에 삶을 끝내고 싶다는 생각을 자주 한다. 이러한 자살 사고(생각)는 '살면 뭐 하나?'라는 생각에서부터 '언제, 어디서, 어떻게, 죽어야 할지' 계획까지 명확한 구체적 자살 사고까지 다양한 종류가 있지만, 그 시작은 역시 '살아서 뭐 하나?'라는 단순한 생각에서부터 시작한다. 또한 경계성 인격장애 환자는 충동적이다. 감정의 변화가 극렬하다. 자기에 대한 이미지가 잘 성립되어 있지 않아 자신이 어떤 사람인지 잘 모른다.

정신과에서는 다음 아홉 가지 항목 중 다섯 가지 이상의 항목을 충족하면 경계성 인격장애 환자로 진단한다.

① 실제적 혹은 상상 속에서 버림받지 않기 위해 미친 듯이 노력함.
② 과대이상화와 과소평가의 극단 사이를 반복하는 것을 특징으로 하는 불안정하고 격렬한 대인관계의 양상
③ 자기 자신에 대한 이미지의 지속적인 불안정성
④ 자신을 손상할 가능성이 있는 최소한 두 가지 이상의 경우에서의 충동성
  (예: 소비, 약물 남용, 좀도둑질, 부주의한 운전, 과식 등)
⑤ 반복적 자살 행동, 제스처, 위협 혹은 자해 행동
⑥ 현저한 기분의 반응성으로 인한 정동의 불안정
⑦ 만성적인 공허감
⑧ 부적절하게 심하게 화를 내거나 화를 조절하지 못함
⑨ 일시적이고 스트레스와 연관된 내가 피해를 봤다는 느낌 혹은 심한 해리증상

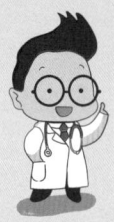
경계성 인격장애는 어떻게 치료하나요?

정신치료, DBT, 약물치료

　인간은 삶에서 의미를 추구하기 마련이다. 매슬로(Abraham H Maslow)의 욕구 단계 중 아래 단계인 먹고, 자고, 생존이 유지될 정도의 안전이 확보된 상태에서 우리는 그 이상의 삶의 의미를 추구한다. 지금의 대한민국 사회는 인간의 기본적인 욕구를 충족시켜줄 만한 상태는 되기 때문에, 우리는 사회에 소속되고, 애정을 받으며, 자아실현을 하기를 바랄 것이다. 그런데 그것이 쉽지 않다. 먹고사는 문제까지는 어떻게 해결되겠지만, 경계성 인격장애 환자는 누군가의 애정을 받으며 어딘가 소속되고 자아를 실현하기가 쉽지 않다. 따라서 경계성 인격장애 환자에게는 삶의 의미를 생각할 수 있도록 해주는 것이 가장 중요하다.

　개인마다 삶의 의미가 다 다를 수 있겠지만, 그것을 모두 말하고 찾아보기에는 진료 시간이 모자랄 것이다. 그래서 나는 이 자리를 빌려 경계성 인격장애 환자에게 삶의 의미를 말해주고 싶다. '삶은 사랑하기 위해 산다'라고 말이다.
　사랑한다고 하면, 보통은 연인과의 사랑을 생각할 것이다. 물론 그것도 큰 삶의 이유이기는 하다. 하지만 사랑의 대상은 연인뿐만이 아니다. 타인이라면 누구나 될 수 있다. 사람이 아니어도 된다. 심지어 나 자신도 사랑해야 하는 대상이다. 사랑한다는 것은 대상의 본질을 있는 그대로 받아들이고 즐기는 것이다. 우리는 이 인생이라는 거대한 게임에 왔다. 아기 때는 모든 것이 새롭기에 주변의 모든 것을 탐색하며, 있는 그대로 받아들인다. 그렇게 세상에 대한 데이터가 쌓이게 되면, 세상의 모든 것을 구분 짓고 판단하기 시작한다. 저것은 좋다, 저것은 나쁘다, 이렇게 말이다. 그리고 안 좋은 것은 바꾸고 싶어 한다.

하지만 이 세상에 좋은 것만 있을 수는 없다. 애초에 좋은 것이 있어야 나쁜 것도 생기기 때문이다. 그저 우리는 이 생애 모든 것을 경험하러 온 것이다. 좋게 느껴지는 것이든, 나쁘게 느껴지는 것이든 말이다. 그 순간이 조금 고통스럽고 기분 나쁠지라도 그러한 경험 또한 값진 것이다. 그렇기에 순간을 있는 그대로 받아들이는 것이 인생의 의미가 된다. 순간을 있는 그대로 받아들이고, 타인을 있는 그대로 받아들인다. 모두 경험이다. 인생을 그대로 받아들이는, 사랑하는 경험을 위한 것이다. 그럼에도 우리는 인생의 많은 부분에서 매번 잣대를 들이대고, 판단하며, 바꾸려고 한다. 새로 사귄 애인의 마음에 안 드는 부분을 고치려고 한다. 그렇게 해서는 행복하기 어렵다.

사랑한다면 있는 그대로 받아들여야 한다. 만약 아직 사랑할 준비가 되지 않은 대상이라면, 보내주면 된다. 내 주변에서 멀리하는 것이다. 사랑할 수 있는 대상부터 사랑하면 된다. 그렇게 시야를 점차 좁히다 보면, 처음 사랑해야 할 대상이 나온다. 바로 나 자신이다. 나 자신을 사랑하기 위해서는 일단 나를 잘 알아야 한다. 나를 끊임없이 관찰해 내가 무엇을 좋아하고 싫어하는지 알아야 한다. 그렇게 세상을 사랑할 준비를 해나가는 것이다. 나 자신을 먼저 아는 것이, 삶의 의미를 알아가는 가장 첫 단계다.

여기까지 말하면 환자들은 나를 알기 위해 어떻게 해야 하는지 물을 것이다. 나를 아는 방법에는 여러 가지 수단이 있다. 일기를 쓰는 것도 좋고, 백문백답을 해볼 수도 있고, 명상을 하며 내 마음 깊은 곳에 진정 원하는 것이 무엇인지 물을 수도 있다. 어떤 수단으로든 나 자신을 파악만 한다면 점차 주변 대상으로 사랑을 넓혀갈 수 있을 것이다.

그렇게 나, 가족, 내 주변 사람, 우리나라, 전 세계, 그리고 내 모든 순간까지 사랑하는 것이 우리 삶의 궁극적인 의미이자 과제다. 여기까지 말하면 환자들은 한번 자신부터 파악해보겠다고 한다. 그것이 첫걸음이다. 그렇게 있는 그대로 나를 받아들이고 세상을 있는 그대로 경험하다 보면, 삶이 맛난다. 살맛이 나는 것이다. 나는 이 글을 읽는 모든 이가 살맛이 나는 삶을 살아보길 바란다. 그러면 자살 사고가 우리 삶에 파고들 틈은 없을 것이다.

정신과에 내원하게 되면 경계성 인격장애 환자의 치료에는 정신치료, DBT(변증법적 행동치료), 약물치료 등이 사용된다. 앞서 말한 내용은 DBT에서 환자와 이야기해볼 수 있는 주제다. DBT의 경우, 쉽게 말해 일반적인 정신치료보다 의사가 말해주는 부분이 좀 더 많은 정신치료라고 보면 된다. 약물치료는 경계성 인격장애 환자에서 근본적인 치료는 아니고, 일시적으로 심한 경우 소량씩 사용한다. 하지만 약물로 인해 탈억제가 일어나서 환자의 자살 사고가 강화되기도 하고, 환자가 정신과에서 처방한 약을 과다 복용해서 자해하는 경우도 많이 일어나기 때문에 약물은 주의해서 사용하는 편이다.

남과 부딪히는 것보다는 차라리 혼자가 될래요
- 회피성 인격장애

요즘 들어 사람들과 잘 어울리지 못하는 사람이 많아진 것만 같다. 개인주의니 MZ세대 문화니 하는 것을 차치하고서라도, 혼자가 편한 것을 넘어서서 다른 사람과 있는 것 자체가 불편해서 평범한 일상생활조차 어려운 사람들이 있다. 어렸을 때부터 그냥 혼자 있는 상황만 편한 사람들, 어느 정도면 이해하지만 지나치다면 어떨까? 정신과에서는 이 사람들을 어떻게 보는지 알아보자.

혼자 있는 것이 좋은 회피성 인격장애

> J씨는 아르바이트가 너무 어렵다고 것을 걱정하며 내원했다. 학창 시절부터 혼자가 편해 단짝 친구 1명을 제외하고는 친구가 없었다. 그마저도 20세가 되어 다른 대학교에 가게 되어 멀어지게 되고, 그 이후 대학생활 또한 적성에 맞지 않아 금세 그만두었다. 대학생활 중 가장 힘들었던 것은 새로운 친구들 사귀기와 교양 과목에서 조별 과제를 하는 일이었다. 학교생활을 그만두고 독립을 종용하는 부모의 성화로 독립했지만, 아르바이트에서 대인관계 어려움으로 인해 그만두는 일이 빈번해 경제적으로 혼자서 생활하기 어려울 지경에 이르렀다. J씨는 다른 사람에게 먼저 다가가는 것이 너무 어렵고, 다른 사람들과의 관계가 어려워서 일 배우기 또한 어렵다. 퇴근 후에는 딱히 일이 있는 것도 아닌데, 회식도 거절하고 늘 집에서 영화를 보거나 혼자 하는 일을 좋아한다.

병명에서도 알 수 있듯, 회피성 인격장애는 다른 사람과의 관계를 '회피'하려는 '성격'이 너무 강한 나머지, 일상생활에 '장애'가 생긴 경우다. 정신과에서는 성격장애 유형을 열 가지로 나누어서 분류하는데, 회피성 인격장애도 그중 하나에 속한다. 회피성 인격장애 환자는 기본적으로 거절에 대해서 매우 민감하다. 타인이 자기를 거부할지도 모른다는 생각 때문에 아예 대인관계 자체를 거부하는 것이다. 그렇게 대인관계가 점점 제한되다 보니 친구도 없거니와 가족과도 멀어져서 은둔 생활을 하는 경우도 있다. 사람과 이야기하는 것에 불안을 느끼고, 사람 자체를 무서워하는 것처럼 보이는 경우가 많다. 대인관계가 요구되는 직업에 종사하지 못하고 혼자 하는 일을 주로 한다.

정신과에서는 전문의와의 심층 면담 시 다음 일곱 가지 항목 중 네 가지 이상의 특징을 가진 것으로 판단되면 회피성 인격장애로 진단한다.

① 비판이나 거절, 인정받지 못함 등 때문에 의미 있는 대인 접촉과 관련되는 직업적 활동을 회피한다.

② 자신을 좋아한다는 확신 없이는 사람들과 관계하는 것을 피한다.

③ 수치를 느끼거나 놀림받음에 대한 두려움 때문에 친근한 대인관계 이내로 자신을 제한한다.

④ 사회적 상황에서 비판의 대상이 되거나 거절당하는 것에 집착한다.

⑤ 새로운 대인관계를 맺는 것이 힘들다.

⑥ 자신을 사회적으로 부적절하고 개인적으로 매력이 없는, 다른 사람에 비해 열등한 사람으로 바라본다.

⑦ 당황스러움이 드러날까 염려해 어떤 새로운 일에 관여하는 것, 혹은 개인적인 위험을 감수하는 것을 드물게 마지못해서 한다.

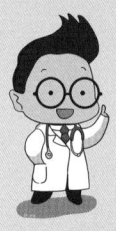
회피성 인격장애는 어떻게 치료하나요?

노출치료, 정신치료, 약물치료

회피성 인격장애는 사람과 친밀한 관계를 원하지만 관계가 거절되었을 경우 충격을 두려워한 나머지 혼자가 되는 쪽을 택하기 때문에, 대인관계 스킬을 배우고 거부감에 대한 충격에 노출하는 치료를 한다. 또한 노출치료 이외에 정신치료도 하는데, 지지적 정신치료나 정신분석적 정신치료 둘 다 효과적이다.

근본적으로 '성격'의 문제이기 때문에 다른 정신과적 질병과 달리 약물치료를 시행하지는 않는다. 다만 성격장애의 심각도가 커서 당장 심각한 우울감을 유발하거나 위험성이 있다고 판단될 경우에는 소량의 약물을 통해 일시적으로 증상을 완화하기도 한다. 약물치료로는 주로 항우울제, 항불안제 등이 사용된다.

회피성 인격장애는 아직 대중에게 생소한 질환이지만, 혼자 있기를 너무 좋아하는 성격으로 인해 주변 사람과 가족들이 고통스럽다면 한 번쯤 생각해봐야 할 질환이다. 혹시 주변에 혼자 있기를 너무 좋아해서 일상생활에 심각한 문제가 있는 사람이 있다면, 정신과 및 상담센터 내원을 권유해보는 것도 좋다.

세상에서 내가
최고인 줄 알아요
- 자기애성 인격장애

호수에 비친 자신의 모습을 보다 죽은 나르키소스(Narcissus)의 이야기는 잘 알려진 이야기다. 여기서 이름을 따온 인격장애가 있으니 자기애성 인격장애(narcissistic personality disorder)다. 흔히 대중에 나르시스트로 잘 알려진 성격 유형이다.

자기애성 인격장애의 특징

> 42세 L씨는 정형외과 의사로, 정신과 진료를 위해 정신과에 내원했다. 평소 아내와 잦은 다툼이 있었고, 아내가 자신의 말을 따르지 않고 자신을 이해해주지 않는다고 했다. 또한 수술방 간호사들과도 문제가 생겼는데, 예전에는 간호사들이 자신의 지시를 잘 따랐는데, 요즘 들어 신규 간호사들이 버릇이 없다고 하면서 자신을 갑질로 병원 내부에서 신고했다고 했다. 실제로 자신은 전혀 그런 적이 없다고 부인하는 모습을 보이기도 했다. 면담 시 정신과 의사에게 같은 의사끼리니까 잘 알지 않느냐면서 친근감을 표하기도 하고, 의사의 출신 대학교를 넌지시 궁금해하는 모습도 보였다. 심층 면담 결과, L씨는 자기애성 인격장애로 진단되었다.

나르시스트는 독불장군이다. 자기가 최고고 자신의 이야기만 하려고 하며 흔히 다른 사람을 무시하곤 한다. 환자의 마음속에서 타인이란 단지 환자 자신의 만족과 끊임없는 찬사를 제공해주기 위해 존재할 뿐이다. 타인에 대한 착취 때문에 깊고 애정 어린 관계가 어렵다. 또한, 이기적이고 허영심 많은 사람이라는 평판을 듣는다. 나 외에 다른 누군가가 유명한 사람일 때, 환자들은 실제 경쟁 상황이 아닌데도 속으로 괴로워한다. 또한 타인을 교묘하게 조종하기도 하고, 타인에게 죄책감이 들도록 유도한다. 자기애성 성격장애는 크게 성공해 많이 가지더라도 충분하다고 느끼지 못한다. 이는 뿌리 깊은 내적 탐욕 때문이다. 성공은 환자에게 충분함 대신 특권의식을 가져다줄 뿐이다. 자기애적 사람들은 상당히 매력적이고, 카리스마가 있으며, 자신감 있다는 특징도 있다.

자기애성 환자의 특징을 정리하면 과대성, 공감의 결여, 특권의식, 수치심, 시기심으로 압축할 수 있다. 다른 부분은 설명이 필요 없겠지만,

수치심 같은 경우는 너무 큰 자기 과대평가에 따른 죄책감에서 파생되는 것으로, 누군가 자기를 비난할 때 수치심을 심하게 느낀다는 뜻이다.

정신과에서 자기애성 성격장애는 다음 아홉 가지 항목 중 다섯 가지 이상에 해당할 때 진단한다.

① 자신의 중요성을 과대하게 느끼고 성취에 대해 과장한다.
② 무한한 성공, 권력, 명석함, 아름다움, 이상적인 사랑과 같은 공상에 몰두하고 있다.
③ 자신의 문제는 특별해서 다른 특별한 높은 지위의 사람(또는 기관)만이 그것을 이해할 수 있고, 또는 관련해야 한다고 믿는다.
④ 과도한 숭배를 요구한다.
⑤ 특별히 호의적인 대우를 받기를 기대한다.
⑥ 자신의 목적을 달성하기 위해서 타인을 이용하며 대인관계에서 착취적이다.
⑦ 감정이입이 결여되어 타인의 느낌이나 요구를 인식하거나 확인하려고 하지 않는다.
⑧ 다른 사람을 자주 부러워하거나 다른 사람이 자신을 시기하고 있다고 믿는다.
⑨ 오만하고, 건방진 행동이나 태도를 보인다.

자기애성 성격장애 환자들은 왜 이렇게 된 것일까? 정신과에서는 심한 자기애를 발달상의 문제로 본다. 초기 발달기 동안 부모의 착취로 인해 생기는 '자기감' 결핍이 원인이 된다. 즉 부모는 아이가 잘해도 인정을 안 해준다. 그러면 아이는 거기서 생기는 자신감 부족을 다른 데서 채우고 싶어 하는 것이다. 특히 부모의 아이에 대한 적절한 반응(전문 용어로 '미러링'이라고 한다)이 없을 경우, 아이는 미약한 자기감에 의지할 수밖에 없고, 결국 자기감은 붕괴되고 만다.

자기애적인 아이의 부모는 아이의 의사표현에 대한 공감적 조율이 부족하다. 아이가 A라고 말하는데, 부모는 A와 상관 있는 것을 말하는 것이 아니라, 자꾸 B를 말하면서 자기주장만 하려고 한다. 이로 인해 아이는 내적 공허감, 부적절한 기분, 열등감 등을 경험하며 부모에 대한 애정 또한 결핍된다. 결국 어디선가 다른 보상을 체험하기를 원하며, 자기애를 발달시킨다. 또한 자기애성 환자의 수치심은 부모의 무지막지한 비판에서 온다. 부모가 앞뒤 안 가리고 아이의 행동에 대해 감정적 비판만 일삼는 경우, 아이는 수치심과 시기심을 과도하게 발달시킨다. 발달 과정에 필요한 것은 막연한 비판이 아닌, 사랑에 기반을 둔 것인데도 말이다.

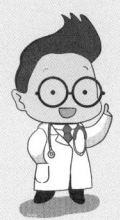
자기애성 인격장애는 어떻게 치료하나요?

지지적 정신치료, 정신분석적 정신치료

　자기애성 성격장애는 일단 치료받기까지가 쉽지 않다. 내가 최고라는 생각 때문에 쉽게 치료 자리에 나오지 않기 때문이다. 따라서 일단 치료 자리에 나올 정도의 병식을 가지고 있는 환자라면, 정신치료를 통해 호전을 기대해볼 수 있다. 자기애성 성격장애 환자에게는 지지적 정신치료나 정신분석적 정신치료를 사용한다. 지지적 정신치료가 비교적 가벼운 형태의 상담 형식이고, 정신분석적 정신치료는 좀 더 심도 있게 환자의 병리를 분석해보는 치료다. 지지적 정신치료에서는 비교적 치료에 잘 임하던 환자들도, 막상 자기애적인 부분을 직면할 필요가 있는 정신분석적 정신치료에서는 쉽게 진도가 나가지 못하는 경우가 있다. 환자의 정신병리를 이해하고 있는 정신과 의사는 면담 시 이렇게 대응한다.

　일단 환자의 부족했던 미러링을 만족시켜준다. 환자는 무의식적으로 자신에 대한 반응을 갈구한다. 환자가 부모로부터 받지 못한 정상적인 미러링을 만족시켜주면서 환자의 모습을 있는 그대로 보여준다. 그렇게 하면서 환자와 가까워진다. 환자는 점점 속에 있는 이야기를 하고, 의사는 환자 스스로 그런 자신을 관찰하는 것을 돕는다. 환자가 부끄러워서 숨겨놓았던 속에 담긴 감정을 이야기하는 것만으로도 어느 정도 자기 관찰이 이루어진다. 이런 자기 관찰에 대해 의사는 감정적으로 동조하면서 지지하고, 환자가 앞으로 나아갈 수 있도록 돕는다.

대부분의 자기애성 환자들은 정신치료를 통해 많은 도움을 받을 수 있다. 하지만 자기애성 환자들의 높은 기대로 인해 때로는 의사와의 치료에서 부담을 주거나 치료 실패로 이루어질 수 있어서, 그만큼 전문적인 정신치료가 필요하다. 환자들은 정지된 발달 단계 속에 갇혀 있지만, 내면의 괴로움을 보듬어주는 배려심 깊은 정신치료는 환자들의 굳은 마음을 풀고, 정서적 성장 과정을 다시 시작할 수 있게 해줄 것이다.

혼자서는 못하고
남한테 너무 매달려요
- 의존성 인격장애

사람은 어떤 일에 있어서 선택권을 가지는 것을 좋아한다. 하지만 그렇지 않은 사람이 존재한다면? 의존성 인격장애 환자는 선택하기를 싫어한다. 자신이 무언가를 선택하기보다는 누군가 대신 선택해주기를 좋아한다. 그리고 그 사람에게 매달린다. 다음 사례를 보자.

> 23세 F씨는 남자친구와 함께 내원했다. 남자친구에 따르면, F씨는 회사에서 어려움을 겪고 있다고 했다. 항상 자기 일에 대해 확신을 갖지 못하고, 주변 동료들에게 의견을 물어보다 보니, 주변 동료들이 본인을 멀리하기 시작했다고 한다. 이에 대해 F씨는 본인이 혼자서 결정하는 것보다는 남들의 의견을 종합하고 싶어서 그런 것인데, 대체 왜 도와주지 않는 것인지 모르겠다는 반응이었다. 또한 남자친구에게 지나치게 매달리고, 본인이 해야 할 중요한 결정을 대부분 남자친구에게 미룬다고 한다. 이번 회사에서 받은 스트레스도 남자친구에게 어떻게 해야 할지 계속 물어보는 통에 남자친구가 더는 견디지 못하고 정신과에 함께 내원한 것이었다. 면담 결과, F씨는 의존성 인격장애로 진단되었다.

의존성 인격장애는 지나치게 타인에게 의존한다. 타인으로부터 많은 충고를 받으며 살고, 수동적이다. 타인과의 관계를 위해서는 자신의 의견을 희생하는 것을 당연하게 여긴다. 따라서 타인과의 관계에서 묘하게 착취당하는 것처럼 보이기도 한다. 그러다가 어떤 친밀한 관계가 끝나면 또다시 의존할 사람을 찾는다. 의존성 인격장애는 어떤 일을 계획하거나 주도하는 데 매우 어려움을 느낀다. 그래서 미숙하게 보이기도 하지만, 실제로 능력이 떨어지지는 않는다. 오히려 능력이 있으면서도 의존하기 위해 감추기도 한다.

정신과에서는 다음 여덟 가지 항목 중 다섯 가지 이상을 만족했을 때 의존성 인격장애로 진단한다.

① 다른 사람으로부터 받은 조언이나 확신이 없이는 스스로 결정을 내리지 못함
② 자신의 생활 전반에 대해 책임져줄 다른 사람이 필요함
③ 주변 사람들의 지지나 동의를 잃는 것이 두려워 반대 의사를 표현하지 못함
④ 자신의 능력이나 판단에 대해 확신이 없어 어떤 일을 스스로 시작하는 데 어려움이 있음
⑤ 불쾌한 일일지라도 다른 사람의 지지를 얻기 위해 그 일에 자원하기까지 함
⑥ 스스로 자신을 돌볼 수 없을 것 같은 두려움 때문에 혼자 있으면 불편하고 무력해짐
⑦ 자신을 돌봐주고 지지해주는 사람과 헤어지게 되면 그러한 지지와 돌봄을 받기 위해 급히 다른 사람을 만나야 함
⑧ 항상 스스로를 돌봐야 하는 상황에 처할 수 있다는 두려움에 집착함

의존이라는 이름의 방어

의존성 인격장애는 왜 이런 삶을 택하게 되었을까? 의존은 그 자체로 하나의 방어다. 이 방어는 이런 식으로 만들어진다. 내가 어떤 것을 선택했을 때, 타인(주로 부모)이 비난을 가한다. 계속 그런 삶이 되풀이되면, 나는 선택에 있어서 소극적으로 될 수밖에 없다. 무언가 능동적으로 선택하는 게 겁이 나고, 선택을 다른 권위 있는 대상(부모)에게 점차 미루게 된다. 이렇게 형성된 인간관계는 다른 주요 인물(주로 연인, 배우자)을 만났을 때도 되풀이된다. 배운 관계 형식이 그렇게 되었기 때문이다. 이것을 대상관계이론(object relationship theory)이라고 한다.

의존이 방어인 이유는 상대방에게 의존함으로써 선택에 대한 리스크를 줄이고, 잠재적 비난을 일소하기 때문이다. 그뿐만 아니라 상대방을 은연중에 조종할 수 있는 압박을 가할 수도 있다. '내가 너한테 이렇게 의존하고 있는데, 나한테 잘해!', '내가 너한테 선택권을 몰아주고 있는데 날 버리지 마' 이렇듯 겉으로는 조종하는 사람이 의존하는 사람을 조종하고 있는 것처럼 보일지 몰라도, 실은 의존하는 사람도 조종하는 사람 못지않게 사람을 '관계의 지속이라는 큰 범위'에서 조종하고 있음을 알 수 있다. 조종당하는 것, 의존하는 것이 관계를 지속해나가는 방어기제가 되는 것이다.

실제로 의존성 인격장애 환자의 배우자나 연인을 보면 그들은 생활 곳곳에서 환자를 컨트롤하지만, 그렇기 때문에 환자가 떠나가는 것을 무의식적으로 두려워하는 경우가 많다. 왜냐하면 컨트롤하던 대상이 떠나가면 더 이상 누군가를 컨트롤하는 자신의 이슈를 만족시키기 어려워지기 때문이다. 이러한 관계는 다분히 병적으로 보일 수 있지만, 필자는 마치 음양의 조화처럼 컨트롤 이슈가 있는 사람과(주로 자기애적 성향) 의존성 있는 사람의 결합을 긍정적으로 본다. 어차피 인격은 쉽게 변하기 어려우므로 서로 보완해주면서 서로의 이슈를 만족시키고 살아간다면 시너지 효과를 낼 수 있다고 보기 때문이다. 따라서 의존성 인격장애 환자이고, 더 이상 치료로 개선이 어려운 경우(주로 나이가 많거나 병리가 심한 경우), 의존성을 만족시켜 줄 수 있는 사람을 주변에 두는 것이 하나의 치료법이 될 수 있다.

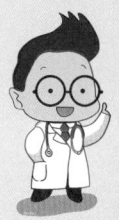
의존성 인격장애는 어떻게 치료하나요?

지지적 정신치료, 정신분석적 정신치료

의존성 인격장애 환자에게는 다른 인격장애 치료와 마찬가지로 지지적 정신치료, 정신분석적 정신치료, 둘 다 사용할 수 있다. 임상에서는 의존성 인격장애 환자의 특성상 지지적 정신치료가 조금 더 많이 쓰이는 편이다. 지지적 정신치료를 통해 통찰이 어느 정도 생긴 경우, 정신분석적 정신치료로 넘어가기도 한다.

그렇다면 의존성 인격장애 환자의 정신치료는 어떤 식으로 진행될까? 일단 정신과 의사와 면담치료를 시작하게 되면, 환자는 늘 그러하듯 의존 성향을 드러낸다. "선생님만 믿을게요. 선생님이 잘 치료해주시겠죠"와 같은 말을 하면서 말이다. 하지만 의사는 의존 성향을 "그럼요. 당연하죠. 저만 믿고 따라오세요" 하면서 만족시키지 않는다. 다만 환자의 이러한 의존 성향을 환자 스스로 바라볼 수 있도록 도와준다. 이런 의존 성향을 스스로 바라볼 수 있게 해주는 첫 단계는 공감이다. 환자들은 의존성이 강하기 때문에, 관계의 거부감에 대해서도 민감한 편이다. 따라서 처음부터 환자의 의존성을 직면하게 하기보다는, 지나치게 의존하려고 해서 생기는 불편감에 대해 공감해준다. 이를 통해 환자가 더 깊은 이야기를 해낼 수 있도록 유도한다.

환자들은 초기에 이러한 공감을 통해 의사에게 확실하게 협조하는 듯 보인다. 하지만 나중에는 애매하게 자신을 조종하는 것을 회피하는 의사에게 분노하며 불합리한 요구를 하곤 한다. 이는 대인관계에서 나타나는 패턴과 비슷하다. 이럴 때 충분한 관계가 형성된 상태에서 의사는 때때로 "너무 의사인 저에게 의존하려고 하시네요"와 같이 차가워 보이는 말을 할 수도 있다. 이것은 환자의 병리를 드러나게 해서 환자를 치료하게끔 하는 기술이다. 환자는 이에 대해 차갑게 느낄 수도 있겠지만, 앞에서도 이미 다루었듯이 이 같은 기술을 적절한 시기에 면담치료에 적용한다. 따라서 의사는 차가움과 따뜻한 사이를 오가면서 줄타기하며 환자를 이끌어나가고, 자신에게 마주할 수 있도록 돕는다.

이렇게 의사의 가이드를 따라 모든 관계에서 의존하는 자신을 알아차리고, 인정하고 받아들이는 과정을 거치면 의존 성향은 차츰 나아진다. 하지만 의존성 인격장애 역시 성격장애이기에 이러한 자기 관찰과 인정에도 쉽게 고쳐지지 않을 수 있다. 그럼에도 시간과 열정을 가지고 꾸준히 치료받는다면 늘 남에게만 의존하는 나 자신을 고칠 수 있다. 정 하다 안 되면 의존하는 나로 돌아가서 의존할 대상을 다시 찾아야 한다. 어떤 삶을 살지는 환자의 선택에 달려 있다.

주변에 의존성이 심한 사람이 있는 경우, 의사가 환자의 치료에 사용하는 법을 따라 공감으로 시작해 직면까지 시도해볼 수 있다. 하지만 말이 쉽지, 숙련되지 않은 방법은 환자를 더 의존하게 만들거나(공감이 과한 경우), 환자와의 관계가 결렬되게 만들 수 있다(직면이 심한 경우). 따라서 의존성이 심해서 대인관계 자체가 어렵다면, 가까운 정신과나 상담센터를 방문하는 것이 좋다.

정신과에서 진단하지만, 밖에서도 관리할 수 있어요

**정신과에서 진단하고 관리하지만,
사회 및 시설에서도 관리할 수 있는 질환들**

여기서 소개하는 질환은 처음 진단받을 때는 정신과를 이용하지만, 정신과에서 치료가 어려운 질환이다. 다만 해당 질환에 추가로 행동 문제나 불안 환청 불면 등의 문제가 생기면 이는 정신과에서 조절하는 질환이다. 이러한 문제가 없다면 가정이나 상담시설 또는 보육시설, 교정시설 등을 주로 이용한다.

나만의 세계에서 살아요
- 자폐장애

자폐는 우리 주변에서 흔히 볼 수 있는 질환이다. 드라마 〈이상한 변호사 우영우〉에서는 자폐에 대해 다루면서 사람들이 자폐에 대해 다시금 생각하는 계기를 마련하기도 했다. 그럼에도 불구하고, 자폐는 아직 대중에게는 무서운 질병인 듯하다. 하지만 자폐에 대한 우리의 인식은 바뀔 수 있다. 이번 장을 통해 자폐의 본질을 바로 보자.

사회성이 부족한 자폐장애

대중이 자폐를 무섭게 생각하는 이유는 바로 치료가 어렵다는 점이다. 자폐장애는 아주 어린 시기부터 진단되어서, 평생 함께하는 장애다. 다음 사례를 보자.

> J는 자폐스펙트럼 장애 환자다. J가 처음 자폐 증상을 나타낸 것은 초등학교에 들어가기도 전이다. J는 항상 사물을 뚫어져라 쳐다보는 버릇이 있었다. 그렇게 사물을 관찰하느라 또래 아이들과 노는 것은 뒷전이었다. 어쩌다 또래 아이들과 놀 때면, J는 규칙을 무시하고 자기 멋대로 하려고 하거나 항상 이기고 싶어 했다. J가 승리에 너무 집착한 나머지 주변 아이들은 J와 놀고 싶지 않아 했다.
> 이러한 J의 다소 이상한 모습을 본 부모가 정신과에 J를 데려갔고, J는 자폐스펙트럼 장애가 의심된다는 소견을 듣고 치료를 시작했다. J가 학교에 들어가면서 성적은 항상 우수하게 나왔지만, 다른 친구들과는 여전히 사이가 좋지 못했다. 항상 친구들과 놀기보다는 교무실을 들락거렸기 때문에 친구들 사이에서는 teacher's pet(선생님의 애완견)이라고 불릴 정도였다.
> 고등학교를 졸업한 이후 J는 평소 좋아하던 천체물리학과에 진학했지만, 여전히 친구는 없었고, 어찌어찌 학교를 졸업했지만, 취직은 하지 못했다. 별다른 대인관계도 없이 매일 천체물리학 사이트에 방문하거나 별을 관측하면서 생활하고 있는 J였다.

이 사례는 자폐스펙트럼 장애 사례 가운데 다소 양호한 편인 '아스퍼거 증후군'의 사례다. 아스퍼거 증후군이라는 진단명은 이제 공식 진단명은 아니지만, 임상에서는 아직 쓰이는 진단명으로, 자폐 가운데서 학업을 영위할 수 있을 정도의 지능은 있지만, 사회성이 부족한 유형이다.

이와 같은 아스퍼거 증후군의 사례에서도 자폐의 특성을 잘 볼 수 있는데, 바로 사회성의 부족이다. 이에 대해 저명한 정신의학자인 칼 융(Carl Gustav jung)은 정신의 상대적 폐쇄 체계에 대해 말하면서, 자폐를 외부 체계와의 상호작용을 영속적으로 차단한 상태라고 하기도 했다. 우리의 정신은 지속해서 외부 자극과 상호작용하는데, 자폐장애의 경우 외부 자극을 차단하고 자기 내부의 정신 세계에 몰입한다. 따라서 외부 자극이 불필요하게 크게 느껴지고, 피하고 싶어지며, 혼자만의 시간을 좋아하게 된다.

융에 따르면 의외로 자폐와 비슷한 상태가 있는데, 바로 명상이다. 자폐는 명상을 계속하고 있는 상태와 같다고 할 수 있다고 한다. 자폐는 마치 명상처럼 개인 정신 단일로도 완벽한 평형 상태를 이룰 수 있다. 이때, 주변 다른 개체들의 정신은 불필요하고 어려운 존재일 뿐이다. 따라서 자폐 환자는 마치 종일 명상하는 사람처럼 외부 자극에 무감각하게 보인다.

자폐를 받아들이고 관리하는 우리의 자세

정신과에서는 이러한 자폐 특성을 이용해 자폐치료법을 찾는다. 자폐장애는 애초에 그렇게 태어난 것이기 때문에 특성을 이해하고, 그에 맞는 환경을 조성해주어야 한다는 것이다. 이렇게 비유해보자. 만약 명상을 좋아하는 사람이 있는데, EDM이 나오는 클럽에서 일하게 한다면 어떤 일이 벌어질까? 아마 상당히 고통받을 것이다. 명상하는 사람은 조용한 환경에서 있어야 한다. 자폐환자도 마찬가지다. 자폐를 사회화시키려고 억지로 사람이 많고 사회와 접점이 많은 환경에 노출하면, 자폐환자는 고통을 받을 뿐이다. 이는 마치 식물을 키우기 위해 적절한 온도와 습도를 맞춰주는 것과 같다. 식물마다 자라는 환경이 다르듯이, 자폐의 정도에 따라 어느 정도의 사회성을 지닌 자폐도 있기 때문에 사회와의 노출도를 적절하게 결정해야 할 것이다.

이를 위해서는 자폐환자를 직접 케어하는 주변 사람들의 인식 변화와 그에 따른 범사회적인 인식의 변화가 우선 필요하다. 자폐를 무서운 질병으로 보기보다는, 혼자 있어야 행복하도록 태어난 사람으로 인식해야 한다. 물론 자폐는 사회적 능력 결여와 이에 따른 경제 능력의 상실이 수반되기 때문에, 이러한 인식 변화를 기반으로 사회 능력 상실에 대한 복지 체계를 마련해 주변 사람들의 지지 부담을 덜어주어야 할 것이다. 그래서 '자폐수당'의 신설과 같이 자폐환자들이 사회적 상호작용 없이도 살아갈 수 있는 복지 수단이 필요하다.

그렇다면 조금 더 밀접하게 들어가서 주변 사람들은 어떻게 하면 자폐환자를 도울 수 있을까? 이것 또한 자폐를 그대로 인정하는 태도에 기반하면 된다.

자폐아를 낳은 일부 부모들은 자폐아의 사회화를 위해 조기 개입한다. 조기에 개입하는 것뿐만 아니라 상당히 깊은 수준으로 개입하기도 한다. 의사가 보기에도 심할 정도로 사회화시키기 위해 노력한다. 친구들 사이에 아이를 계속 끼워 넣으려고 하고, 싫다는 아이를 공동체에 계속 노출한다. 하지만 이런 태도는 오히려 독이 될 수 있다. 어울리지 않는 환경에 무리한 노출은 자폐환자들에게 우울 및 불안 증상을 발현하게 한다. 이는 우울증이나 불안장애로 이어지고, 심한 경우 자살을 통해 자폐환자의 목숨을 앗아가기도 한다.

자폐환자의 사회화를 하지 말자는 것은 아니다. 개별 수준에 맞는 자폐 증상을 인정하고, 적당한 수준에 맞춰서 사회화시켜야 한다는 것이다. 이를 위해서는 조기에 자폐를 알아차릴 수 있도록 사회적 시스템이 마련되어야 한다. 개인의 자폐 정도를 어릴 때부터 파악해 조기 개입하되, 수준에 맞춰 점진적 사회화를 제공하는 것이 정답이다. 지나친 사회 노출은 자제하고, 혼자서도 영위할 수 있는 환경을 제공해야 한다. 자폐환자들의 주변 사람들이 겪는 고통은 너무도 크다. 그래서 사회적 수준에서 그 고통을 같이 감내해야 한다. 자폐는 계속 명상하는 것 같아서, 대부분 스스로 힘들게 느끼지는 않는다. 다만 그 주변 사람이 힘들 뿐이다. 자폐가족을 돕기 위한 인식 개선과 사회적 복지 마련이 시급하다.

마지막으로 예외의 경우가 있는데, 아까 잠깐 언급한 것처럼 자폐환자에게 공격성 같은 행동 문제가 나타나거나 우울, 불안이 나타나는 경우다. 이는 자폐상태에 더불어서 정신질환이 추가로 나타나는 경우로 본다. 지나친 사회화를 한다든지, 아니면 주변인이 죽거나 하는 급격한 변화가 있을 때 주로 나타난다. 이 경우는 당연히 정신과적 약물치료와 행동치료가 필요하다. 치료를 위해 정신과에 내원해야 한다.

필자는 언젠가 자폐가 질병이 아닌, 성격의 한 스펙트럼으로 인정받는 날이 오기를 바란다.

지능에 따라 할 수 있는
일이 달라요
- 지적장애

지적장애는 IQ가 떨어지는 병이다. 질환 특성상 또래 아이들과 잘 어울려 놀지 못하거나, 학습 능력이 떨어진다거나 하는 등 어릴 때부터 일찍 티가 난다. 그러면 부모들은 점차 걱정하기 시작한다. 그러다 정신과에 가서 각종 검사를 받고 지적장애로 판명되면 발달센터나 여러 치료기관을 방문하면서 장애 정도를 개선하려고 노력한다. 요즘은 하나만 낳아서 잘 기르는 추세다 보니까 아이에게 드는 노력과 비용이 많은 편이다. 부모들은 포기하지 않고 아이가 성인이 될 때까지 아이의 지적 능력을 조금이라도 증진하고자 많이 노력한다. 다음 사례와 같이 말이다.

> K씨는 요즘 아이 때문에 걱정이 많다. 아이가 남들보다 발달이 조금 늦는 것 같기 때문이다. 다니는 유치원에서도 아이가 자기보다 나이가 적은 아이들과만 잘 논다고 한다. 또한 유치원에서 배우는 내용을 잘 따라오지 못한다고 한다. K씨는 영어 유치원도 생각이 있었는데, 현재는 영어 유치원은 언감생심이고, 기존의 유치원 과정을 따라가는 것조차 버거울 지경이다. 아이를 발달센터에 데리고 가봤더니 지능 문제가 의심된다고 해서 가까운 소아 정신과에도 가봤다. 거기서도 마찬가지 소견을 들었다. K씨는 이를 받아들이기 어려워 대기만 몇 개월이 걸리는 큰 병원 소아 정신과에 진료 대기를 걸어놓았다. 그리고 발달센터를 계속 다니기 위해 센터 가까운 곳으로 이사하기에 이르렀다.

하지만 이런 노력에도 불구하고, 정신과에서 일하다 보면 지적장애가 치료할 수 있는 질환이 아님을 깨달을 수 있다. 지적장애는 정신건강의학과에서 다루는 질병이긴 하지만 그것은 '치료하다(treat)'의 개념이 아닌, '관리하다(manage)'의 개념이다. 즉, 정신과 의사는 병의 본질인 '지능 지수(IQ)'를 올려서 삶을 개선하기 힘들지만, 낮은 지능 지수로부터 파생되는 삶의 여러 문제를 개선하고, 훈련하며, 동반 질환을 치료한다.

지적장애 환자는 불행하지 않다

이 치료할 수 없는 가공의 질환을 실제로 경험하게 된 필자는 의문이 생겼다. '지적장애 환자는 왜 지적장애를 가지게 되었을까?' 이는 원론적인 문제다. 당연히 유전적 요인이 그들을 지적장애아로 만들었을 것이다. 하지만 나의 질문의 요지는 그것이 아니었다. '신이 있다면 저들이 어떤 잘못을 했다고 이러한 상태로 만들었는가?'라는 물음에 가까웠다.

하지만 정신과 수련을 하면서, 그리고 각종 철학의 학습과 명상을 통해 깨달은 바가 있다. 질문 자체가 잘못되었다는 것이다. 지적장애 환자들이 질환을 갖게 된 원인에 관해 탐구하려는 물음 자체는, 지적장애 자체를 보통 지능 지수를 가진 사람(이하 일반인이라 통칭한다)보다 좋지 못한 상태로 상정해놓은 것이기에 잘못된 물음이었다.

지적장애 환자는 일반인보다 불행하다는 것이 사회적 통념이다. 실제로 그들 주변에서 장애아를 돌보는 부모들은 정말 힘들고, 육체적으로 고난이 있다. 지능 지수가 정말 낮은 경우 혼자서 밥 먹기, 씻기와 같은 기본적인 생활 자체가 불가능하기 때문에 장애아를 돌보는 사람은 그 고난을 불행하게 여기는 경우가 많다. 하지만 정작 지적장애인 본인은 어떨까? 그들은 매슬로의 욕구 단계 중 가장 낮은 단계만 만족되어도 만족해한다. 만족의 역치가 낮은 것이다. 그들은 아이와 같다. 작은 것에 행복해하고, 순간을 일반인보다 더 크게 받아들인다. 지적장애인이 되어보지 못한 일반인들이 일반인들만의 잣대로 '지적장애인은 큰 부를 이루지도 못하고, 비교적 복잡한 사회활동도 하지 못하니까 불행할 것이다'라고 단정 짓는 것은 너무나도 오만한 생각일지 모른다.

큰 부를 이루면 행복할까? 복잡한 사회생활을 하며 상류층의 생활을 하는 것이 행복을 보장해줄까? 때로 행복은 따뜻한 밥 한 숟가락이나 마주하는 이의 웃음 속에서 더 크게 느껴진다. 지적장애인을 비롯한 치료되지 못하는 선천 장애인을 어떠한 '업보' 때문이라고 여기는 것은 너무나도 오만한 생각이었다. 큰 고통을 경험했기에, 큰 행복을 얻을 수 있고, 인식이 다소 부족하기에 작은 것으로 행복을 얻을 수도 있다.

지적장애의 단계적 접근

지적장애는 4단계로 나뉜다. 이 중 교육과 훈련을 통한 자립이 가능한 단계는 2개 단계다.

첫 번째로 경도 지적장애는 IQ 50~69으로, 교육 가능 급이다. 기본적으로 초등학생 정도의 지능은 되기 때문에 교육을 통해 어느 정도 자립이 가능하다. 복잡한 사회적 업무에만 약간의 도움이 필요하다.

두 번째로 중등도 지적장애는 IQ 35~49로, 훈련 가능 급이다. 유치원생 정도의 지능으로 훈련을 통해 기본적인 일상생활 및 간단한 작업은 가능하다.

세 번째로 고도 지적장애는 IQ 20~34로, 5세 정도의 지능을 가진다. 5세 아이를 키워본 사람은 알겠지만, 완전한 자립은 어렵다.

마지막 최고도 지적장애는 IQ 20 미만으로, 갓난아기와 같은 상태라고 보면 된다. 교육이나 훈련 여부와 상관없이 모든 활동에서 전적인 도움이 필요하다.

4개 단계의 간단한 설명만 봐도 알겠지만, 지적장애의 수준에 따른 올바른 교육과 훈련이 중요하다. 내 아이가 지적장애라고 해서 무턱대고 각종 교육을 무리하게 시키다가는 오히려 아이와의 관계가 무너지고, 아이는 혼란에 빠질 수 있다. 또한 가장 안 좋은 경우가 지적장애를 해결할 수 있다고 부모를 현혹하는 종교단체를 가장한 유사 치료단체에 빠지는 경우다. 부모부터 지적장애를 올바로 알고, 아이의 눈높이에 맞춰서 기대 수준을 설정하는 것이 가장 좋다.

지적장애에서 정신과의 역할

정신과에서는 지적장애를 진단하지만, 지적장애 아동을 적극적으로 치료하지는 않는다. 오히려 훈련이나 교육같이 더 중요한 부분은 발달센터에서 담당하고 있다. 지적장애에 대한 정신과의 역할은 장애를 진단하고, 혹시 아동에게 다른 정신과적 문제가 생겼을 때 개입하는 것이다. 지적장애 아동도 다른 사람과 마찬가지로 우울이나 불면 등 여러 정신과적 증상이 생길 수 있는데, 이럴 때 약물치료가 도움이 된다. 지적 장애아동의 문제행동에 따라 대증적 약물치료로 항우울제나 항정신병약을 사용한다.

지적장애는 정신과뿐만 아니라 가족과 발달센터, 지역사회가 협동을 통해 관리해야 하는 질환이다. 내 아이가 걸린 질환에 깜짝 놀라서 부모가 제대로 된 대처를 하지 못할 경우를 대비해서, 지적장애 가족에게 올바른 관리를 계도해주는 사회적 제도가 마련되었으면 하는 바람이다.

사이코패스는 사회에서 멀어져야만 할까요?
- 반사회성 인격장애

반사회성 인격장애는 흔히 사이코패스를 생각하면 쉽다. 반사회성 인격장애는 치료가 어렵다. 그렇다면 이렇게 치료가 어려운 반사회성 인격장애 환자를 우리는 어떻게 해야 할까? 반사회성 인격장애 환자의 특성을 먼저 알아야 이야기할 수 있다. 반사회성 인격장애의 대표적인 사례를 한번 살펴보고 이야기를 계속해보자.

> 30세 K씨는 교정시설을 통해 불면 증상을 주 호소 증상으로 정신과에 내원했다. 현재 교도소에 수감되어 있는데, 잠을 안 잔 지는 꽤 되었다고 한다. 평소에도 늘 술을 먹고 잠들었는데, 수감된 이후로는 술을 먹지 못하니 잠이 잘 안 온다고 했다. 수감된 이유는 폭력사건 때문으로, 청소년기 때부터 폭력사건에 휘말리는 경우가 많았다고 한다. 이번에는 지나가는 여성과 자동차 관련 문제로 시비가 붙어 여성을 폭행해 교도소에 수감되었다고 한다. K씨에 따르면, 그 여자가 잘못해서 때려준 것뿐인데 이렇게 갇히게 된 것이 억울하다고 했다.

반사회성 인격장애는 공감 능력이 결여되어 있기 때문에 자신이 무엇을 잘못했는지 잘 알지 못한다. 또한, 충동적이어서 물질 남용이나 폭력, 범죄 등을 저지른다. 심한 경우 살인, 강간, 방화와 같은 중범죄를 저지르는 데도 양심에 가책을 느끼지 않는다.

정신과에서는 반사회성 인격장애를 다음 일곱 가지 항목 중 세 가지 이상을 충족할 때 진단한다. 단, 최소 18세 이상이어야 하고, 15세 이전에 앞에서 다루었던 품행장애가 시작된 증거가 있어야 한다.

① 반복적인 범법행위로 체포되는 등 법률적·사회적 규범에 따르지 못한다.
② 자신의 이익이나 쾌락을 위해 반복적으로 거짓을 말하는 등 다른 사람을 속이는 사기성이 있다.
③ 충동적이거나, 미리 계획을 세우지 못한다.
④ 쉽게 흥분하고 공격적이어서 신체적인 싸움이나 타인을 공격하는 일이 반복된다.
⑤ 자신이나 타인의 안전을 무시한다.
⑥ 직업을 꾸준히 유지하지 못하거나 당연히 해야 할 재정적 의무를 다하지 못한다.
⑦ 다른 사람에게 해를 입히거나 학대하거나 다른 사람의 물건을 훔치는 것에 대해 아무렇지도 않게 느끼거나 합리화하는 등 양심의 가책을 느끼지 않는다.

반사회성 인간은 처음부터 악한 것일까?

　예로부터 오랜 토론의 대상이 되던 주제다. 이 문제를 논의하기 위해서는 '태어날 때부터 악한 사람이 있는가?'에 대한 결론이 도출되어야 할 것이다. 이는 '성선설이 맞나, 성악설이 맞나?'의 문제로 귀결된다. 하지만 이 문제는 논의하는 것 자체가 무의미하다. 둘 중 어느 것이 옳다고 말할 수 없다.

　모두에게 '선'과 '악'의 정의는 조금씩 다르다. 이것은 개개인 단위를 떠나서 국경이나 시대 같은 조금 더 큰 범위를 대입해보면 더욱 명확해진다. 그것보다 더 큰 단위인 종족이나 우주적인 범위를 대입하면 말할 것도 없다. 범위가 커질수록 선악의 정의는 모호해지고, 어떤 행위가 선인지 악인지 판별하는 것이 불가능해진다. 그렇다면 애초에 선과 악은 존재하지 않을까? 그것은 아니다. 개인 단위에서, 그리고 같은 사회를 공유하는 공동체 안에서 대개 선과 악은 비슷하게 정의된다. 범위를 좁히면 좁힐수록 선과 악의 개념은 분명해진다. 그렇기에 지금 여기서 우리는 선과 악을 논의할 수 있게 된다. 같은 시대와 같은 언어를 공유하고 있기 때문이다.

　하지만 아이들의 경우는 어떤가? 갓난아기는 그 자체가 세계다. 아직 세상과 본인을 성인들처럼 명확하게 구분하지 못하는 개체다. 이들은 커가면서 어른과 사회에 의해 개인의 가치관을 전달받는다. 정신적으로 하나의 개체로 분화됨에 따라 그들의 선악 가치관 또한 명확해진다. 그들을 둘러싼 세계는 전과 동일하지만, 그들은 자신을 한 개체로 판별함에 따라 이내 주변 또한 선과 악으로 판별하기 시작한다. 이러한 판별은 대체로 우리들의 생존과 연관된 행위에 기인할 것이다. 한 사람이 다른 사람을 해치는 것은 종족 번영에 해가 되기 때문에 악으로 치부될 것이며, 약자를 돕는 행위는 종족 유지에 도움이 되므로 선으로 치부되는 것같이 말이다. 그렇기에 '성악이냐? 성선이냐?' 논의하는 것 자체가 무의미하다. 갓난아기는 그야말로 백지 자체다. 아이가 어떤 행위를 악으로 접하는지에 따라 아이의 행동 양식은 천차만별이 될 것이다.

반사회성 인격장애를 있는 그대로 받아들이는 방법

그렇다면 여기서 반사회성 인격장애를 다시 생각해보자. 사이코패스는 태어날 때부터 유전적으로 그냥 악행을 저지르고 다니기에 특화된 존재가 아닌가? 그들의 감정적 공감의 결여는 그들이 성악하다고 봐야 하는 근거가 아닌가?

하지만 사이코패스의 존재 자체는 성악이나 성선의 근거가 되지 못한다. 그들은 그저 존재할 뿐이다. 그렇게 태어났을 뿐이다. 만약 감정적 공감의 결여가 장려되며, 선으로 여기는 시대나 사회에서 태어나게 되었다면, 그들은 그냥 잘 살아갈 것이다(그런 시대 및 사회는 현재는 드물겠지만, 예를 들어 소수만 살아남을 수 있는 재난 같은 상황에서는 생존에 유리하다). 따라서 그들에게 선과 악의 잣대를 들이대는 것은 부적절하다.

그렇기에 아이들과 반사회성 인격장애 환자는 법으로부터 자유롭다. 촉법이나 심신미약 감형이 존재하는 근거가 된다. 그들은 선악에 의해 판별될 근거가 미약하다. 그들은 있는 그대로 받아들여져야 한다. 하지만 이것이 그들의 망나니 같은 악행을 그대로 놔두어야 한다는 의미는 아니다. 촉법소년은 가정에서 부모에 의해 계도되어야 하고, 반사회성 인격장애 환자는 가정에서 안 되면 치료시설에서 감당해야 한다. 이것이 그들을 있는 그대로 받아들이는 방법이다.

과거에는 이러한 처리가 매끄러웠다. 지금처럼 복잡한 사회가 아니었기 때문이다. 하지만 법치가 고도화됨에 따라 이러한 기본적인 계도가 어려워지기에 이르렀다. 도리에 의해 다스려야 할 것들이 법에 의해 다스려지면서 촉법소년이 활개를 치고, 반사회성 인격장애 환자가 시설에서 인권법이라는 명목하에 개방되어 거리를 활보하며 범죄를 저지른다.
샛길로 잠깐 샜지만, 법치의 무용론을 말하는 것은 아니다. 다만 법에 과도하게 치중한 결과가 어떻게 되는지를 살펴보고 싶었을 뿐이다.

우리는 해법을 논의해야 하기 때문에 무의식적 관점에서 이들이 태어나는 원인을 탐구한다. 융(Carl Gustav Jung)의 집단 무의식의 관점에서 생각해볼 때 이들은 억압된 무의식의 편린으로 볼 수 있다. 즉, 사회적으로 억압되고 숨겨져온 무의식이 그것의 해소를 위해 다시 세상으로 나온 것으로 본다. 따라서 이들 무의식 속에는 집단 무의식의 억압체가 존재하고 있기 때문에 그 억압 정도는 굉장히 강해서 본인의 의식 수준에서는 인식이 어려우며, 이들은 그 억압된 무의식에 이끌려 충동적인 행동을 할 따름이다.

그래서 사회는 이들에게 두 가지 해법을 제시할 수 있다. 첫째로 전제되어야 하는 것은 충동성으로 비롯되는 각종 사고에 대한 이들 자신과 사회의 안전이다. 반사회성 인격장애 환자들이 흔히 사회에 해악만 끼치는 것으로 인식되고 있지만, 이들의 충동성은 이들 자신에게도 많은 문제를 끼친다. 과도한 음주, 흡연, 마약 사용 등으로 인해 자신의 몸에 해를 끼침은 물론이고, 다른 사람과의 마찰로 인해 자신도 해를 입는 경우가 부지기수다. 따라서 우리는 이들 자신과 사회의 안녕을 위해 사회적 시스템을 마련해 환자들을 관리 감독할 필요가 있다. 질환이 심한 경우는 교정 시설에서 전적으로 생활하며, 가벼운 경우라면 독립적인 주거를 영위하면서도 지역사회 적응 시설에서 관리 감독을 받으며 생활할 필요가 있다.

둘째로 해결되지 못한 무의식에 대한 해법이다. 이들에게도 충동적인 방법이 아니더라도 어떤 형식으로든 쌓인 무의식을 해소할 필요가 있다. 이 중 가장 안정적인 것은 근로를 통한 전체 사회의 기여다. 따라서 교정시설에 수감되어 있는 환자에게도 마냥 독방에 가두어놓는 대신 교정시설 내 사회봉사를 통해 무의식을 해소할 기회를 주어야 할 것이며, 사회 적응 중인 반사회성 인격성향인에게도 사회에 봉사할 수 있는 근로 기회를 적극 마련해주어야 한다.

반사회성 인격장애가 약물로 근본적인 치료가 어렵다는 것은 정신과 의사라면 누구나 알고 있는 사실이다. 따라서 사회와 정부도 이제 이를 인지하고 위에 기술된 해법 마련을 통해 사회와 환자들의 안위를 위해 노력하기를 바란다.

기억이 잘 안 나는데 치매가 아닐까 걱정돼요
- 신경인지장애(치매)

요즘 치매가 화두다. 이른 나이에 기억력이 떨어졌다는 어르신들도 많고, 치매가 두려워 간병인 걱정에 보험까지 미리 들어두셨다는 어르신들도 있다. 치매에 대해 막연한 두려움은 '치매는 왜 걸리는지, 그리고 어떻게 치료해야 하는지' 아직도 정확히 밝혀지지 않은 질환이라는 데에서 더 크게 느껴지는 것 같다.

외래에 내원하는 환자 중에도 비교적 젊은 나이인 50~60대임에도 불구하고, 치매를 걱정하는 어르신들이 꽤 있다. 이렇게 내원하는 환자 분들 중에서는 굳이 치매를 걱정할 필요가 없음에도 괜히 걱정되어 사소한 증상에 내원하는 분들이 대부분이지만, 이와 반대로 치매에 대한 무관심 때문에 너무 늦게 방문하는 환자들도 적지만은 않다. 이런 경우를 예방하기 위해 치매에 대해 지금까지 밝혀진 사실들을 알아보고, 어떻게 예방해야 하는지 알아본다.

치매 중 가장 많은 알츠하이머 치매

> 59세 M씨는 점점 떨어지는 기억력을 주 증상으로 내원했다. 기억력 저하는 2년 정도 되었다고 하며, 점점 심해지는 양상을 보였다. 최근에는 결정적으로 가스 불을 켜놓은 채로 외출해 집에 불이 나서 재산 손해를 보게 되었고, 이에 가족들이 걱정했기에 병원에 내원했다. 문진에서 여기가 어디인지, 오늘이 며칠인지를 모르는 모습도 보였다. 또한 이전에 비해 실행 능력도 많이 저하되었으며, 빠른 두뇌 처리를 요하는 작업에서 많은 어려움을 보이는 소견이 관찰되었다. 문진 후 시행한 MRI 검사상 두뇌 피질이 줄어든 소견을 보였으며, 종합적으로 M씨는 알츠하이머 치매로 진단되었다.

알츠하이머 치매란 가장 흔한 종류의 치매로, 서서히 기억력이 저하되는 것이 주 증상이다. 알츠하이머 치매의 발병 원인은 아직 자세히 밝혀지지 않았다. 그래서인지 대중에게 치매가 원인도 모르는 무서운 질병이라는 인식이 박혔다. 가장 흔한 종류의 치매가 원인 불명이기 때문이다. 지금까지 연구된 바에 따르면, 뇌에 이상 단백질인 플라크가 쌓이는 것이 발병 기전으로 보이지만, 왜 쌓이는지는 여전히 밝혀지지 않았다.

그래서 근본적인 치료 방법 또한 명확하지 않다. 근본적인 치료는 뇌에 단백질을 쌓이지 않게 해야 하는데, 이상 단백질이 만들어지는 원리를 모르니 그 과정을 차단할 수가 없다. 그저 부가적 약물을 통해 병의 진행 속도를 늦추는 것만이 유일한 치료다. 이 외에도 작업요법이나 인지기능 강화요법 등의 비약물적 치료 또한 시행되고 있지만, 임상적으로 병의 진행을 늦추는 데 효과가 있을 뿐, 증상 자체는 개선되기 어렵다.

이와 같은 이유로 알츠하이머 치매는 조기 발견이 중요하다. 치료 자체가 증상 개선보다는 악화 방지에 초점을 맞추기 때문이다. 알츠하이머 치매가 의심되는 경우, 다행히 우리나라에서는 관련 보조 제도가 잘 되어 있는 편이기 때문에, 가까운 치매안심센터나 정신보건센터에서 혹시 받을 수 있는 혜택이 있는지 알아보면 좋다. 본인이 속한 지역에서 진단이나 치료에 대해 지원금을 보조해주거나 전문 치료기관으로 연계 혜택을 주기 때문이다. 알츠하이머 치매의 주 증상은 서서히 나타나는 기억력장애지만, 언어장애(물건의 이름을 대지 못함), 행동장애(평소에 하지 않던 이상행동을 함), 공간 지각장애(길을 잃음), 우울 증상 등으로도 다양하게 나타날 수 있으므로, 고령에서 이러한 증상들이 나타날 경우 알츠하이머 치매에 대한 감별이 필요하다.

갑자기 나타나는 혈관성 치매

알츠하이머 치매가 서서히 나타나는 기억력 장애를 주 증상으로 한다면, 갑자기 나타나는 기억력 장애를 주 증상으로 하는 치매도 있다.

> 56세 K씨는 갑작스럽게 시작된 인지기능 저하를 주 증상으로 내원했다. 내원 당시 갑자기 가족들도 잘 알아보지 못하고 길을 잃어버린다며 가족들이 데리고 내원했다. 특이사항으로는 한 달 전 갑작스러운 뇌경색으로 시술을 받고 좋아졌던 과거력이 있었다. 면담 시 이전 기억력은 다소 보전되어 있었으나, 최근 기억을 하지 못했다. 또한 실행 기능이 많이 저하되어 있었고, 말을 어눌하게 했다. 추가로 시행한 영상 검사상 뇌혈관 손상이 관찰되었고, 혈관성 치매로 진단되었다.

이 사례는 내원 빈도로는 알츠하이머 다음으로 흔한 혈관성 치매 사례다. 혈관성 치매는 이름에서 알 수 있듯 혈관에 문제가 생겨서 생기는 치매다. 보통 혈관에 문제가 생기면 우리가 잘 아는 뇌출혈이나 뇌졸중 같은 문제가 생기기 마련인데, 이러한 문제가 없거나 해결된 후에도 기억력 저하 및 인지기능 저하 등 치매 증상이 있는 경우, 혈관성 치매로 진단한다. 치매 원인 자체가 혈관에 있기 때문에, 알츠하이머 치매에 비해 증상이 급격하게 나타나는 경우가 많다. 또한 기억력 저하에 비해 행동 능력의 저하나 언어 기능의 저하 등 다른 영역에서 변화가 뚜렷하게 빠르게 진행되는 경우가 많다. 이와 같은 임상 증상과 더불어 영상 검사에서도 혈관에서의 문제가 뚜렷하게 나타난다.

혈관성 치매는 원인이 뚜렷한데, 그렇다면 치료를 할 수 있을까? 애석하게도 그렇지는 않다. 뇌세포 자체가 한번 손상되면 복구하기가 쉽지 않기 때문에 알츠하이머 치매 때와 마찬가지로 뚜렷한 치료는 없다. 그저 약물을 통해 더 이상의 혈관 막힘으로 인한 손상을 줄이고 예방하는 것이 상책이다.

알츠하이머 치매와 혈관성 치매 이외에도 파킨슨 치매, 전두-측두 치매, 물질사용으로 인한 치매 등 다양한 종류의 치매가 있지만, 가장 흔한 종류는 앞의 두 가지 치매이기 때문에 이 정도만이라도 숙지하고 있으면 조기 발견에 도움이 될 것이다.

치매는 치료가 어려운 것이 사실이지만, 조기 발견을 통한 예방으로 치매로 인한 어려움을 상당 부분 줄일 수 있다. 정신과에서 사용하는 예방책으로는 도네페질이나 메만틴 같은 약물치료와 함께, 일상생활에서 가족들과 함께 시행할 수 있는 기억력 증진을 위한 생활습관 교정이 포함된다. 예를 들어, 방 안에 어르신들이 보기 쉬운 큰 달력이나 시계를 배치하고, 지남력(현재 자신이 놓여 있는 상황을 올바르게 인식하는 능력)을 유지할 수 있도록 도와주는 방법이 대표적이다. 이 외에도 치매를 예방할 수 있는 많은 방법을 인터넷 검색이나 정신과 방문을 통해 얻을 수 있다. 만약 기억력 저하로 일상생활이 어렵다면, 정신과에 방문해 조기 진단을 받는 것이 중요할 것이다.

문제가 생겨야 정신과에 와요
- 성도착장애

미연에 방지가 중요한 성도착장애

성도착장애는 정신과에 내원하는 환자들 가운데서도 실제 유병률 대비 매우 드문 비율을 자랑한다. 사회에 많이 존재하지만, 정신과에 내원하는 비율은 매우 드물다. 부끄러워서, 사회적 낙인의 인식 때문에 그렇다는 사람이 가장 많다. 가뜩이나 정신과 다니는 것에 대한 인식이 안 좋은데, 성적인 문제로 정신과에 방문한다는 것을 누가 알까 봐 두렵다는 것이다. 그렇게 개입을 미루고 미루다가 결국 문제가 터져서 교도소에서 정신과 의사를 처음 보거나, 법적인 문제 때문에 치료받는다는 확인서로 피해자와의 합의에서 어떻게든 감형해보려고 정신과를 방문하는 경우가 부지기수다.

> 24세 Y씨는 부모님과 함께 정신과에 찾아왔다. 얼마 전, 길가에서 다른 여성의 사진을 찍었다는 이유로 경찰에 현행범으로 체포되었다고 한다. 면담해보니 Y씨는 중학생 때부터 길을 가는 여자들을 보면 묘하게 흥분되었다고 하며, 창가에서 여자들의 사진을 찍거나 자위하는 것을 멈출 수 없었다고 한다. 성인이 된 이후에도 여자 친구를 사귀지 못하고 음란물을 보는 것으로 대부분 성욕을 해소했으며, 최근 들어 욕구가 너무 심해져서 밖에서까지 사진을 찍다가 체포된 것이라고 한다. Y씨는 딱히 여자와 관계를 갖기보다는 훔쳐보고 사진 찍는 것이 오히려 더 흥분된다고 말했다. Y씨에게 우울감이나 망상 등 다른 정신과적 증상은 관찰되지 않았다.

이런 경우는 사실 미연에 방지할 수 있다. 왜냐하면, 성도착장애 중에는 정신과 의사의 조기 개입을 통해 법적인 문제가 발생하지 않을 수 있는 질환과 시기가 분명히 존재하기 때문이다.

일단 이 부분에 대해 논의하기 위해 성도착장애에 대해 간략하게 알아보자. 성도착장애는 그 종류가 정말 다양하다. 법적으로 가장 많은 문제가 발생하는 소아성애(pedophilia)부터 물품음란증(물품에 대한 성욕), 노출증(바바리맨), 관음증(엿보기), 피학가학증(SM : 때리고 맞으며 성욕 해소)까지…. 다 나열하자면 끝도 없지만, 가장 많이 발생하는 언급된 질환들은 다음과 같다.

이상성욕 환자에 대한 부모와 의사의 역할

이상성욕에 대해 스스로 알아차리는 것은 대부분 청소년기 사춘기가 시작될 무렵이다. 본인의 이상성욕에 대해 부모나 가족에게 맨 처음 드러냈을 때 주변의 반응이 병의 예후를 좌우한다. 우선 흔한 형태의 반응은 이러한 이상성욕을 덮고, 축소화하며, 부정하는 반응이다. '우리 애가 그럴 리 없어' 식의 생각 말이다. 이렇게 부정당한 이상성욕은 음지로 파고든다. 요즘은 음지가 더 깊고 넓다. SNS나 인터넷 커뮤니티는 음지를 넓히고, 다크 웹이나 오프라인 만남은 음지를 깊게 만든다. 아직 분별력이 부족한 청소년, 또는 사회 초년생들은 이상성욕이라는 강력한 이끌림을 혼자서는 어떻게 못 하고 이내 덫에 걸리고 만다. 법적인 문제 정도에서 끝나면 그나마 다행이겠지만, 심한 경우 이상성욕으로 인해 돌이킬 수 없는 상처를 입기도 한다. 따라서 부모의 반응은 포용적이어야 한다. 무조건 이상성욕을 인정해주기보다는 그것을 인정하되, 전문가를 통해 조기 개입해야 하는 것이다.

그렇다면 정신과에 오면 이상성욕은 어떻게 진료받을까? 일단 다른 질병들과 달리 이상성욕의 표준적 치료로 정립된 부분은 아직 부족하다. 따라서 조기 개입이 더 중요하다. 문제가 생기기 전에 충분한 상담을 통해 성욕을 미리 해소할 출구를 찾는 것이 좋다. 이상성욕은 운동이나 게임 등을 통한 승화가 도움이 된다. 또한 이상성욕을 받아들일 수 있는 올바른 환경을 찾는 것이 가장 좋다. 예를 들어, 성인의 경우 성향이 맞는 연인과 해소할 수 있을 정도의 가벼운 피가학증 성향이 있을 때는 특별히 문제가 안 된다. 나의 이상성욕이 사회적으로 남에게 피해를 주지 않는 범위 내에서 해결된다면 가장 이상적이라 할 것이다.

정신과 의사는 이렇게 환자가 자신의 자리를 찾는 과정에서 이상성욕 문제가 크게 발전하는 것을 객관적인 조언을 통해 가이드해줄 수 있다. 또한 이상성욕 해소의 어려움에 따른 부차적 우울이나 불안, 불면 증상에 개입함으로써, 부가적인 질환으로의 발달을 막을 수 있다.

지금까지의 설명이 다소 추상적이기는 하지만, 성도착장애는 그 질환의 종류나 정도에 따라 굉장히 개입 방법이 다양해지기 때문에, 일단 정신과에 방문해 직접 상담해보는 것이 좋다. 이상성욕으로 문제가 생기기 전이라면 아직 늦지 않았다. 성도착장애는 예방이 중요하다.

만약 이미 성도착장애로 진단을 받을 정도로 일상생활에 문제가 생겨서 법적인 문제까지 발생한 상태라도, 꾸준한 관리를 통해 성욕을 해소하고 문제의 발생을 막을 수 있다.

혼자서도 할 수 있는 멘탈 관리 팁

치료는 나 혼자일 때도 계속된다! 혼자서도 가능한 셀프 정신치료법

정신과에 내원하기 전, 그리고 정신과에 내원하는 도중에도 집에서 정신건강을 관리할 수 있는 방법을 모아봤다. 시행하기 쉬운 순서부터 단계적으로 써놓았으니 실천할 수 있을 정도만 하나씩 차근차근 실천해보자.

간단하게 단계별로
따라 할 수 있는 우울 관리법

이제부터 기술하는 방법들은 '우울감'을 주 호소 증상으로 내원하는 사람들이 일상생활 중에 집에서도 실천할 수 있는 방법이다. 쉬운 방법에서 어려운 방법 순으로 적혀 있으니 혹시라도 실천하고 있지 않은 것이 있다면 시도해보자.

반신욕, 전신욕으로 시간 온전히 즐기기

혹시 욕조에 들어가서도 핸드폰을 쥐고 있다면 과감히 고친다. 우울감을 떨치는 가장 쉬운 방법 중 하나가 바로 목욕하기다. 목욕도 그냥 하는 것이 아니라. 그 시간 동안은 온전히 목욕하는 데만 집중해야 한다. 어차피 하루에 한 번은 씻어야 하는데, 그 시간만이라도 온전히 힐

링하자. 욕조가 있다면 좋겠지만, 없으면 대야에 따뜻한 물을 떠놓고 샤워 후에 발 담그는 족욕도 좋다. 그 시간은 따뜻한 물, 공기, 그리고 잔잔한 음악을 오롯이 느낀다.

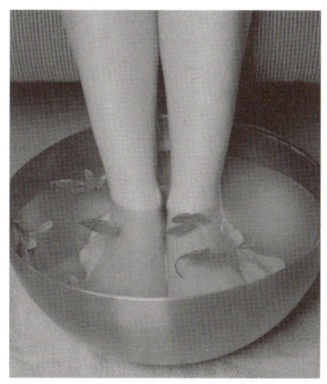

출처 : 픽사베이

몸 움직이기

우울감으로 인해 외출이 어려워지면, 실외에서 주로 하는 운동 역시 어려워진다. 하지만 생각보다 집에서 할 수 있는 운동들이 많다. 플랭크와 스쾃은 기구 없이도 유튜브를 보면서 따라 할 수 있지만, 운동 고수들도 선호하는 효율 좋은 코어 운동들이다. 실내에서도 소음 없이 할 수 있으니 일거양득이다.

단, 이 역시 처음부터 무리하면 작심삼일이 되기 일쑤다. 처음 하는 경우 플랭크 하루 1분, 스쾃 하루 30회부터라도 시작해서 조금씩 늘려나간다. 이 외에 유튜브만 조금 찾아봐도 여러 가지 홈 트레이닝 법이 넘치기 때문에, 조금씩 몸을 움직이는 것이라면 무엇이든 해보자.

우울감이 물러갈 것이다.

음악 듣기

진료를 하면서 사람들과 이야기하다 보면, 생각보다 음악을 듣지 않는 사람들이 많다.
"음악, 그런 거 왜 들어요?"
"음악 들으면 더 우울해지기만 해요."

이야기하면서 듣는 내용들이다. 하지만 음악은 우리의 우뇌를 자극해 좌뇌를 쉬게 한다. 갖은 스트레스와 소음에 지친 우리의 좌뇌를 쉬게 해주는 좋은 방편이다. 따라서, 우울을 유발하는 스트레스가 극심한 경우, 좌뇌의 부담을 덜기 위해 가사가 없는 음악을 듣는 것이 좋다.

또한 급성 우울기에는 너무 우울한 음악은 추천하지 않는다. 밝은 분위기의 음악이나 잔잔한 음악으로 집 안을 채워보자. 그 상태에서 좋은 책을 읽거나 커피 등 기호에 맞는 음식을 즐긴다면 금상첨화다.

건강한 음식 먹기

필자의 우울 관리법이다. 건강하지 않은 음식을 먹으면 우울해진다. 그렇다면 반대로? 건강한 음식을 먹으면 건강해진다. 건강한 음식은 별 것 없다. 안에 행복이 깃든 음식, 자연이 깃든 음식이면 된다. 그렇기에 최대한 자연에 가까운 식품, 가공되지 않은 것, 변형되지 않은 것을 먹으려고 애쓴다.

하지만 현대인들은 그것을 다 지키면서 먹기가 어렵다. 챙겨 먹으려고 해도 비싸고 구하기도 어렵다. 그래서 어느 정도 현실과 타협해서 지키기 쉬운 원칙들만 세웠는데, 다음과 같다.

예를 들어 달걀의 경우 최대한 자연 상태에 가깝게 키운 닭이 낳은 달걀을 먹는다. 또한 콩나물이나 두부와 같이 콩 관련 식품의 경우, GMO가 사용되지 않은 국내산 콩으로 만들어진 제품을 먹는다. 이 역시 가격 차이가 날 뿐, 구하기가 어렵지 않기 때문에 실천할 수 있다. 마지막으로 육식을 최대한 절제하고, 채소와 생식을 하려고 애쓴다. 워낙 고기를 좋아하기 때문에 쉽지 않지만, 식단에 채소를 포함하려는 노력 자체가 좋은 정신건강을 만든다. 여기까지 읽은 독자들은 식품이 몸 건강에는 그렇다고 치더라도 정신건강에 대체 어떤 영향을 미치는지 의아할지도 모른다. 하지만 분명한 사실은 몸건강은 정신건강과 직결된다. 몸이 건강하지 않고는 마음도 건강할 수 없다.

명상하기

여기서부터는 단계가 조금 어려워진다. 명상은 쉬워 보이지만 낯설고 어떻게 하는지도 잘 모르는 분들이 대부분일 것이다. 명상의 경우 어느 정도 우울감이 극복된 이후에 하는 것을 추천한다. 명상은 아무것도 하지 않고 자신을 돌아보는, 자기 생각에 그대로 노출되는 행위이기 때문에 너무 무거운 우울감에 젖어 있는 상태에서 주변의 도움 없이 명상하다가는 그 감정에 잠식될 우려가 있다. 그러니 명상은 어느 정도 급성기가 지난 우울에 효과적이다.

유튜브에 가이드 명상이 많으니 참고하면 좋을 것이다. 명상할 때는 주변 자극을 최소화하는 편이 좋다. 의식을 각성시키는 자극적 소리나 강한 빛을 없애기 위해 불을 끄고 잔잔한 음악을 튼다. 언어도 무의식 보다는 의식에 속한 것이기에 가사 없는 음악을 튼다.

명상은 내 생각을 온전히 따라가면서 시간을 보내는 것이기에 만약 이 시간이 지루하고 버틸 수 없게 느껴진다면 아직 명상할 준비가 되었다고 할 수 없다. 좀 더 효과적인 명상을 위해 의식적 요가 동작을 하면서 그 순간을 올바로 느끼는 것도 좋다. 결국 요가도 명상의 한 형태이고, 더구나 몸까지 움직이니 더욱 좋다.

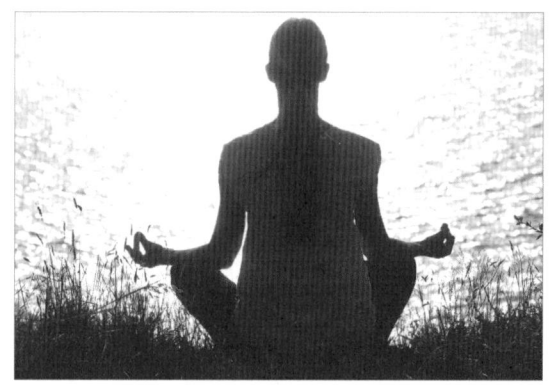

출처 : 픽사베이

마음 맞는 사람과 소통하기

사실 진실로 소통할 사람만 있다면 우울은 대부분 치유될 수 있다. 하지만 현대인, 그것도 고립을 느끼는 현대인에게는 이는 난이도 있는 방법이다. 요즘 사람들은 SNS를 통해 소통하곤 하지만, 그런 소통이 온전히 힐링만을 주는 것은 당연히 아닐 것이다. 하지만 유대감을 주는 소수와의 밀접한 소통은 꼭 오프라인이 아닐지라도 우울감을 떨쳐 내기 위해 필요한 수단이다. 요즘 같은 시대에는 같은 생각을 가진 사람들과 소통할 수 있다는 점에서 다양한 어플이 활용될 수 있다.

새롭고 재미있는 것 하기

나이를 먹으면 먹을수록 시간이 빨리 간다고 느낀다. 그런데 옛 어른들 말씀에도 이런 말이 있는 것을 보면 나만 그렇게 느끼는 것은 아닌 것 같다. 비록 시간이라는 개념이 존재하지는 않는다고 하지만, 우리는 존재하지 않는 시간도 시간이라고 느끼는 3차원적 존재이기 때문에 시간에 관해 고찰해보지 않을 수 없다.

검색을 하다가 이렇게 나이가 들수록 시간이 빨리 가는 것에 대해 발표한 미국 논문을 봤다. 이 논문에 따르면, 시간이 나이가 들수록 빨리 가는 이유는 새로운 심상(mental image)이 적어져서 그렇다고 한다. 즉, 나이 먹을수록 맨날 하던 것만 하다 보니 새로운 정보를 받아들이는 것이 적어져서 시간이 빠르게 간다는 것이다.

그렇다면 나이가 갈수록 빠르게 가는 시간을 붙잡기 위해서 새로운 것을 계속하면서 새로운 심상들을 계속 받아들이는 것은 어떨까? '체감 시간'이라는 개념 자체가 워낙 주관적이니 증명에는 어려움이 따를 수 있겠지만 말이다.

사소해 보이지만, 시작이 반이다

정신과에 내원하는 분들에게 정말 조심스러운 것은 무엇인가 하라고 권유하는 것이다. 의사가 해결책을 제시하는 것은 당연하다. 하지만 정신과 의사에게는 해결책을 제시하는 것만이 꼭 최선책이 아닐 때가 있다. 그럼에도 불구하고 시간에 쫓겨, 더 많은 사람을 봐야 돈을 벌 수 있는 구조에 쫓겨 해결책을 제시하고 약물을 쓰는 선생님들이 많고, 이에 실망하는 이들도 있기 마련이다. "술 많이 먹지 말고, 운동도 하시고, 약 꾸준히 드세요." 정신과에 내원하는 그 사람들도 다 안다. 하지만 그들에게는 사소한 것도 시간이 없어서, 돈이 없어서, 혹은 마음이 전혀 내키지 않아서 실천하기가 어려울 때가 많다. 그렇기에 여기에서는 최대한 하기 쉬운 것부터 나열하고자 애썼다.

'뭐든 시작이 반이다'라는 말이 있고, '사람 그렇게 쉽게 바뀌지 않는다'라는 말도 있다. 둘 다 맞는 말이다. 하지만 뭐라도 긍정적인 것을 해서 조금씩만 바꿔나간다면, 그 결과는 명약관화(明若觀火)일 것이다. 사소해 보이는 일들이지만, 매일 반복하기는 쉽지 않다. 쉬운 것부터 하나하나 도전해본다면, 매일이 새로이 느껴질 것이다.

의식 수준을 관찰하고 가꾸어가는 일기 쓰기

때로는 파악하는 것만으로도 문제는 해결된다

필자가 추천하는 멘탈 관리법 중 하나는 일기를 쓰는 것이다. 일기를 쓰면 당신이 무엇을 하고 사는지, 당신이 시간을 어떻게 쓰는지 일기에 다 담기게 된다. 심지어 그 시간을 쓰는 대상에 대해 어떤 생각을 하고 있는지까지 담긴다. 하루하루가 모여서 한 달이 되고, 1년이 되면 이야기가 된다. 그래서 일기는 쓰는 것만으로 끝나서는 안 된다. 다 쓰고 주기적으로 읽으면서 내가 나아가고 있는 방향을 봐야 한다. 그러한 과정에서 내가 어떤 것을 느끼고 있는지도 알아야 한다.

내가 최근 별로인 감정에 휩싸여 있다면, 일기를 펼쳐보자. 그리고 삶의 어떤 부분이 별로인 느낌을 계속 주는지 파악해봐야 한다. 기록이 없으면 누가 범인인지도 모른다. 범인을 색출하면 간단하다. 그 일상은 버린다. 그쪽 근처에도 가지 않는다. 그렇게 내 삶에 좋은 느낌을 주는 것들만 남긴다. 나도 일기 쓰기로 갱생을 시작했다.

필자가 일기 쓰기를 말하는 이유

필자가 일기를 처음 쓰기 시작한 것은 중학교 2학년 무렵이다. 당시 학교와 학원에 다니고 있었지만, 머릿속에는 온통 게임 생각으로 가득했다. 심지어 등교 전에도 게임을 했고, 학원에 다녀와서도 게임뿐이었다. 여가시간이 온통 게임으로 가득 차 있었다. 더 큰 문제는 당시 생활에 내 자신이 너무 익숙해져 있었다는 것이다. 부모님은 맞벌이를 하셨고, 키워주시던 할머니는 공부를 전혀 터치하지 않으셨다. 그 결과, 성적표만 대충 잘 받아오면 되니 시험 기간에만 벼락치기를 하고, 나머지 학기 중에는 계속 게임만 했다. 학교에서는 게임을 못 하니까 주로 판타지 소설이나 만화책을 봤다. 그 와중에 재미있는 수업은 간혹 듣기도 했으나, 게임에 빠진 사람에게 학교에서 들을 만한 수업은 그다지 많지 않았다.

그렇게 중학교 다니는 내내 팽팽 놀며 2년간 생활하고 나니 허무감에 휩싸이기 시작했다. '이렇게 시간을 보내도 되는 것일까?' 이 생각을 계기로 일기를 쓰게 되었다. 첫 일기에 일기를 쓰기 시작한 이유에 대해 구구절절이 언급하고 있는데, 그중 '지나간 날들이 너무 허무하게 느껴진다는 것'과 '공부해야 하는데 몸이 따라주지 않아서'라는 구절이 인상 깊다.

중학교 2학년 여름방학에 시작된 일기는, 작심삼일의 원칙에 따라 3일 차 이후에 겨울방학으로 넘어간다. 학기 중에는 일기를 쓰지 않았지만, 방학에 일기를 다시 쓰는 이유는 시간이 너무너무 남아서다. 할 것이 없으니 놀다가 지쳐서 일기를 쓰는 것이다.

그렇게 2학년 겨울방학에 '하루' 쓰고, 다시 중학교 3학년 여름방학으로 넘어간다. 3번의 도전 끝에 나는 일기 쓰기를 습관으로 만드는 데 성공한다. 3번째 일기 쓰기에 도전한 중3의 나는 다짐을 한다. 그 내용은 일기에 잘 나와 있다. 중학교 3학년 시기가 인생에서 중요한 순간 중 10위 안에는 들 것으로 생각했다고 한다. 참 기특한 생각이고 맞는 말이다.

"오늘은 인생의 남은 날의 처음이니 하루하루를 기억할 수 있고, 재미를 적당히 추구하며 미래를 설계하기 위해 일기를 쓴다"라는 문장이 일기장에 담겨 있었다. 중3짜리가 한 생각치고는 대견하다. 그것을 위해 일기장을 계획표 겸 실행 평가표, 그리고 그날의 생각 정리표로 활용한다고 했다. 이렇게 쓰기 시작한 일기는 그 내용이 차츰 방대해져서, 실행 평가표와 계획표는 플래너로 가고, 생각 정리표는 코멘트 북으로 따로 분업화된다.

어쨌든 시작이 중요했다. 내 안에 돌아다니는 생각을 정리하고, 내가 무슨 생각을 하는지 객관적으로 파악할 수 있게 하고, 그것이 잘 실행되고 있나 평가해주는 것이 일기였다. 중간중간 꿈에 대한 일기도 있긴 하지만, 그것이 꿈 일기로 분화되는 것은 15년이 지난 먼 훗날의 일이다. 꿈 일기 뒤에 또 등장한다. 어쨌든 그렇게 6개월 정도 일기를 꾸준히 쓰면서 보니 보였다. 내 인생을 갉아먹고 있는 것들. 그런 것들을 조금씩 줄여나갔다. 나 같은 경우는 대부분의 남자 중학생들이 그렇듯 지나친 게임 시간이 문제였다. 게임을 6개월에 걸쳐 서서히 줄여나갔다. 그렇게 완전히 끊지는 않고 주말에만 1~2시간, 많으면 3~4시간 정도 했다. 그 이상 줄일 수는 없었다(사실 지금도 하루에 1시간 정도는 한다). 그렇게 확보한 시간에 진로를 탐색하고, 공부, 운동도 조금씩 하는 등 나에게 보람을 주는 일로 채워나갔다.

일기를 쓰면서 느낀 점

일기를 쓰기 시작한 과정이 오래 걸린 것처럼, 일기를 통해 나를 파악하게 되는 과정 또한 서서히 진행되었다. 학창 시절을 넘어서 성인이 된 지금까지 20년간 이어오고 있다. 이렇게 오랜 시간 일기를 쓰다 보니 느낀 것이 많다.

첫 번째는 시간의 상대성이다. '시간이 사람에 따라 상대적으로 흐른다'라는 것은 모두 알 것이다. 또한, 나이가 들어갈수록 새로운 것은 점차 적어지기 마련이어서, 시간이 빠르게 가는 것처럼 느낀다. 이것은 일기 양의 차이에서 알 수 있다. 학창 시절에는 매일이 새로웠기 때문에, 일기에도 쓸 내용이 많아 3~4장씩 쓰곤 했다. 하지만 요즘 일기는 A4 1장을 채우기가 어렵다. 확실히 일기는 일찍 시작하는 것이 중요했다.

두 번째는 일기를 쓸 수 있다는 것이 참으로 감사한 일이라는 점이다. 오늘 하루가 나에게 새로웠거나, 의미가 있거나, 느낀 점이 있었다는 말이니까. 일기를 쓰면 언젠가는 잊힐 하루를 나중에 그것을 읽을 나에게 온전히 전달해줄 수 있다. 그날 그 순간의 기억, 감정, 기분까지 말이다. 일기를 쓰는 것은 현재(present)를 선물(present)로 바꿔나가는 과정이라고 생각한다. 하루하루 의미 없이 지나가면 기억 속에 잊힐 현재지만, 일기를 통해 기억함으로써 나중의 나에게 현재라는 선물을 전달하는 것이다.

일기 쓰기는 우리 삶의 의미와도 연관이 있다. 우리가 살아가는 이유는 어떻게 보면 심심하고 밋밋하지 않기 위해서이기 때문이다. 그래서 현재라는 이름의 선물을 받은 것이다. 우리가 인간으로 존재하지 않는다면, 우리에게 시간은 적용되지 않는다. 우리는 '현재'의 순간을 느낄 수 없고, 미래든 과거든 모두 다 하나로 통합되어 있을 것이다. 이 과정에서 우리는 아무런 자극도 느낄 수 없다. 어차피 감각기관도 없으니까 말이다.

그런데 우리는 감각기관이 있는 인간으로 태어났다. 그러한 무의 상태가 너무나도 견디기 힘든 나머지, 시간을 느끼며 매일 현재라는 선물을 받기로 했다. 그것이 달든 쓰든 말이다. 그렇기에 그것을 기록하고 잘 정리해둔다면 마지막 순간, 세상 떠나가는 때에 지금까지 받은 선물들을 보며 행복하게 떠나갈 수 있지 않을까 생각한다. 죽을 때 재물은 가져갈 수 없지만, 기억은 가져갈 수 있으니 말이다. 일기는 매일매일 나에게 줄 수 있는 선물을 모아둔 선물상자였다.

또 일기는 삶의 허무에서 나를 건져준다. 다음은 고3 시절 나의 일기다.

> 답이 무엇인지, 결과가 무엇인지 알고 있는 선택의 기로에서 어떻게 될지 알고 있음에도 불구하고 부정적인 선택을 했다. 지독한 근시안…. 어쩌면 인간이 동물보다 못할지도 모른다. 동물은 생각이 없어서 멍청한 짓을 하지만 인간은 생각이 있어도 멍청한 짓을 하니까.
> 삶이 허무해질 때, 가끔 이런 생각들을 한다. '내가 지금 가는 길이 명예욕을 채우기 위한 길인가?', '과연 나는 내가 하고 싶은 것을 하고 살 수 있을까?', '좋은 여자를 만나 행복하게 살 수 있을까?' 나는 아직 목표가 없기 때문에 이런 질문에 섣불리 답하지 못한다. 그렇다고 해서 내가 명예, 돈, 권력 같은 것을 지향하는 것은 아니다. 그저 가는 대로 갈 뿐이다. 그 길에는 운명이 있을 뿐이라는 것을 믿지만 가끔 믿음이 약해질 때, 이런 회의가 드는 것 같다.
> 주변에 목표를 정해놓고, 혹은 그렇지 않아도 잘 사는, 굉장히 자연스러워 보이고 좋은 인간관계를 갖는 사람들을 보면서도 회의감이 든다. 하지만 남을 부러워하면서 내 삶을 비참하게 만들지는 말자. 나를 위축시킬 필요는 없다. 매주 똑같은 실수를 반복하고 삶의 시간을 낭비하는 나 때문에 자괴감을 느낄 필요도 없다. 그저 운명에 맡긴다. 그래, 난 답을 알고 있다.
> 운명, 그대로 사는 것. 난 결국 미물이니까. 하지만 동시에 한없이 소중하고 영향력이 크다. 긍정적으로 바라보자. 아무리 나의 정신은 열등하지만, 오늘 하루도 열심히 살아온 시간이 있다. 동료들과 함께한 공부의 시간, 아침에 집을 나설 때 그 상쾌한 기분을 다시 떠올리며 다 털어버리자. 마음의 짐은 내리고 다시 간다.

삶에 회의가 들 때, 이렇듯 일기가 나를 다잡아주었다. 어디론가 여행을 떠날 때면, 나는 일기장과 함께했다. 여행에서는 새로운 것이 많은 만큼 느낀 점들이 많기 때문이다. 고등학교 1학년을 마치고 2학년으로 올라가는 겨울방학, 뉴질랜드 홈스테이를 한 달간 다녀올 기회가 생겼다. 사립학교였던 우리 학교 장학생으로 선발되어 전액 무료로 갈 수 있었는데, 당시 공부에 지장이 될까 봐 걱정되어 망설이기도 했다. 하지만 그 기회는 환상적이었고, 나는 한 달간의 홈스테이에서 많은 것을 느꼈다. 그리고 이 글은 마지막 날 밤 일기에서 그대로 발췌한 내용이다.

> 굉장히 많은 것들을 생각하게 만드는 한 달이었다. 특히 여행의 끝부분에 말이다. 보편성에 의해 행동하고 있는 나를 보면서 부끄러움을 느끼기도 했었고 때로는 부러움, 만족감, 감사함 등을 느끼기도 했다.
>
> 사람들은 커가면서 대부분 자기 나름대로 가치관을 형성해나간다. 그 와중에 세상을 바라보는 그릇된 시선이 형성되기도 하는데, 비관주의나 외모지상주의 등이 대표적이다. 나도 커가면서 이런 그릇된 가치관들을 갖게 된 것 같다. 하지만 신은 언제나 순수한 사람 편을 들어준다. 마음이 올바르고, 용기 있고, 노력하는 사람에게 무언가 돌아간다. 이번 여행은 그것을 느끼게 했다. 삶을 살아가는 데 필요한 요소는 그때그때 만족을 위한 잘못된 판단이 아니라, 항상 가지고 있는 순수한 마음이라는 것. 일생 순수한 마음과 진실한 태도를 꼭 실천하며 살아야겠다.
>
> 여행이 끝나고, 많은 헤어짐이 있었다. 하지만 또 그만큼의 만남이 있을 것이기에 헤어짐을 아쉬워하지 않는다. 이번 여행에서 알게 된 많은 친구들은 내 기억 속에 있을 것이고, 또 그 중 몇몇은 내게 직간접적으로 영향을 끼치기도 할 것이다. 이제 친구를 더 만들 기회는 갔다. 하지만 이번 여행에서 친구를 만들기 위해 필요한 자세가 무엇인지, 또, 다른 사람의 마음을 바꿀 작은 태도가 무엇인지 배우고 간다. 사람의 인상은 조금씩 바뀌기도 하니까 항상

> 열심히, 진실하게 해야 한다는 것이 친구 만들기뿐만 아니라 어떤 일에서라도 중요한 마음가짐인 것 같다.
>
> 이제 뉴질랜드에서의 생활이 하루 남았다. 여기에서의 시간은 굉장히 편안하고, 어떻게 보면 늘어져 있었다. 학교에서 배운 것과 다른 것을 경험하고, 요양도 많이 했다. 여기서 경험한 것이 내 삶에 지대한 영향을 끼칠 것이고, 또 이곳에서의 시간이 앞으로의 고등학교 생활에 활력소가 될 것을 믿어 의심치 않는다.

삶은 체험이기에, 그 안에서 느끼고, 진실하게 살아야 할 것이다. 15년이 지난 지금에도 여전히 유효하다.

무의식을 엿볼 수 있는 꿈 일기 쓰기

무의식 수준의 파악이 필요할 때

지금까지 방법들은 그럴듯하지만, 꿈 일기는 다소 생소하다. 지금까지는 의식과 전의식 수준에서의 나를 파악하는 방법이었다면, 꿈 일기는 '나의 무의식 파악'이다. 좀 더 근원적이고 깊이 있는 방법이라고 할 수 있다. 그렇기 때문에 꿈 일기에 대해서는 조금 더 자세히 다룰 예정이다.

정신과 의사로서 면담하다 보면 꿈에 대한 사람들의 반응은 다양하다. 많은 사람이 꿈에 대해 대수롭지 않게 생각한다. 이는 비단 내담자들에게만 발생하는 현상은 아니다.

정신과 수련의 당시, 수련 중인 정신과 의사들을 여럿 모아놓고 꿈에 대해 집담회를 한 적이 있다. 꿈에 대해 중요하다고 배우는 정신과 의사 중에서도, 일부는 꿈에 대해 별로 중요하다고 느끼지 않고 있었다. 또 어떤 정신과 의사는 꿈에 대해 자신만의 생각을 가지기보다는 그저 일상적인 것으로 치부해버리기도 했다. 이와 같은 반응은 어찌 보면 당연할지도 모른다. 너무 일상적으로 경험하는 것이 꿈이기 때문이다. 그리고 꿈에 대한 해석하는 것이 마치 전통적인 해몽이나 꿈풀이처럼 비과학적이라는 이미지를 가지고 있기도 하고 말이다.

하지만 이와 별개로 정신의학에서는 꿈에 대해 무의식의 왕도라고 표현한다. 우리 내면의 근간이 되는 무의식을 엿볼 수 있는 통로라는 뜻이다. 유명한 정신의학자 프로이트(Freud) 학파에서는 무의식을 마치 빙산의 잠겨진 덩어리와 같다고 표현한다. 내가 인지하고 있는 '나'보다 더 거대한 무언가가 나의 내면에 숨겨져 있다는 것이다. 빙산의 뿌리처럼 탐험하기도 어렵다. 따라서 이 무의식을 엿볼 수 있는 통로인 꿈에 대한 기억은 이러한 빙산의 잠겨진 부분으로 내려가는 잠수정 같은 존재라고 이해하면 쉽다.

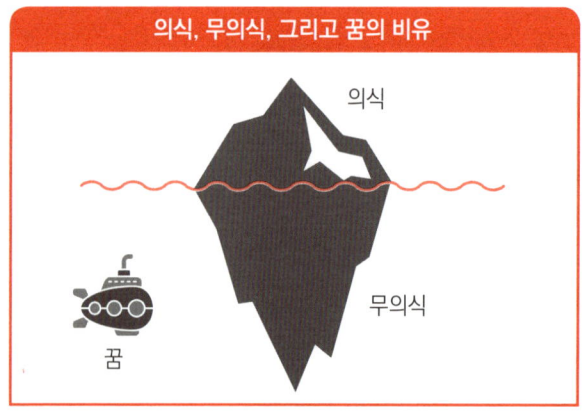

따라서 우리는 꿈을 단순히 매일 겪고 지나가는 귀찮은 존재로 생각해서는 안 된다. 꿈을 통해 나의 가려진 무의식을 탐색할 수 있는 것만으로도 꿈은 참 소중한 존재다. 나의 무의식을 안다는 것은 곧, '나'를 알아가는 것이다.

또한, 꿈은 우리 무의식의 핵심 이슈를 반영할 확률이 높다. 그런데 우리 마음속에 어떠한 것에 대한 소망이 있을 때, 그것이 이루어지지 않는 것에 대한 불안감 또한 공존한다. 그렇기에 둘 다 꿈으로 나올 수 있다. 가령 내 안에 돈을 많이 벌고 싶은 마음이 있는 경우에는, 돈이 마음속 핵심 이슈이기 때문에 돈을 굉장히 많이 버는 꿈을 꿀 수 있다. 하지만 똑같이 돈을 벌고 싶은 소망은 있지만 '돈을 혹시 못 벌면 어떻게 하지?'라는 생각이 마음속에 있는 경우 돈을 잃는 꿈을 꾸기도 한다. 우리 무의식 속에 돈이라는 원동력이 있고, 그것에 대해 꾸준히 노력한다면 돈을 버는 현실이 이루어지기는 하지만, 꿈은 그 반대로 나올 수도 있다는 말이다. 어떤 이슈에 대해 간절하게 원하는 것과 두려워하는 것은 동전의 양면과 같다. 어쨌든 우리의 무의식에는 '그 동전'이 있는 것이다. 따라서 꿈에 어떠한 주제가 나왔을 때, 너무 그것의 방향성에 대해 생각하려고 하기보다는 그 본질에 집중할 필요가 있다.

꿈이 왜 중요한지는 알았으니 이제 이렇게 중요한 꿈을 어떻게 제대로 분석할 수 있는지 그 방법을 처음부터 살펴본다.

꿈 일기를 쓰는 방법

일단 꿈을 제대로 파악하려면 꿈을 최대한 자세히 기억해야 한다. 하지만 꿈을 자세히 기억하는 것은 굉장히 어려운 일이다. 왜냐하면 꿈은 잠에서 깨어난 직후에는 생생할지라도 시간이 지나면 금방 잊히기 때문이다. 따라서 꿈을 자세히 기억하기 위해서는 메모를 해야 한다. 이를 위해서는 자기 전 머리맡에 펜과 수첩을 두고 자는 방법이 가장 좋다. 이것이 여의치 않은 경우 휴대폰 메모 어플을 활용해도 좋다. 꿈이란 것이 기록할 도구를 찾는 동안에도 금세 휘발되기 때문에 메모장은 될 수 있는 대로 누워서 손을 뻗으면 닿는 자리에 있어야 한다.

잠에서 깬다. 그러면 우리는 어떤가? 비몽사몽인 상태다. 하지만 이것을 이겨내고 우리는 펜을 잡아야 한다. 그리고 기록해야 한다. 사실 이 과정이 가장 어렵다. 이렇게 귀찮은 일을 습관화한다는 것은 더 어렵다. 하지만 귀찮음을 무릅쓰고 아침마다 꿈 일기를 쓴다면 큰 결실을 얻을 수 있으므로 한번 해보자.

이렇게 아침에 깨어나서 꿈을 기록하다 보면 느끼는 점이 있다. 바로 기록하려고 해도 도무지 그 느낌을 제대로 살릴 수 없다는 것이다. 이것은 꿈이 무의식에 해당하는 영역이기 때이다. 말을 쓰다 보면 인과관계가 맞지 않고, 때로는 어떻게 형용해야 할지 도무지 감이 안 오는 경우도 많다. 이럴 때는 너무 고민하지는 말고, 있는 그대로 쓸 수 있는 데까지만 쓰면 된다.

꿈을 기록하는 그 순간에도 우리의 의식과 그에 따라 초자아(superego)

가 켜져 있기 때문에 날것의 꿈에도 조금의 치장이 입혀질 수 있다. 하지만 그것은 무의식이 의식 세계로 나올 때 필요한 과정이기 때문에 너무 신경 쓸 필요는 없다. 그저 매일 쓰고 또 쓰다 보면 나의 무의식을 표현하는 언어는 늘어날 것이고, 자아나 초자아의 간섭도 점점 줄어드는 것을 느낄 것이다.

필자의 꿈 일기 쓰기 노하우

이렇게 쓰기 어려운 꿈 일기를 쓰라고 권하는 필자는 과연 꿈 일기를 쓰고 있을까? 다행히 필자는 매일 꿈을 꾼다. 그래서 꿈 일기도 매일 쓰고 있다. 다만 필자는 펜보다는 핸드폰이 편해서 머리맡에 폰을 놓고 자면서 꿈 일기를 쓰고 있다. 꿈 일기를 많이 쓰다 보니 몇 가지 노하우가 생겼다.

그중 하나로, 필자는 핸드폰을 켜면 바로 메모장이 나오도록 자기 전에 꿈 메모장을 켜고 잔다. 자고 일어나서 폰을 활성화시키면 바로 기록할 수 있게 말이다. 아무래도 꿈이 빨리 휘발되기 때문에 1초가 아깝다.

꿈 일기를 쓰다 보면 난감한 상황에 봉착하기도 한다. 바로 중간 각성이다. 꿈은 아침에만 기억하면 좋겠지만, 자다가 새벽 3~4시에 깼을 때 기억나기도 한다. 필자 같은 경우에는 이때도 기록하긴 하지만, 독자도 그럴 필요는 없다. 왜냐하면 꿈을 기록하다가 불면의 밤을 보낼 수도 있으니까 말이다. 필자같이 중간에 각성하더라도 금방 다시 잠이 들어 불편함을 못 느끼는 사람의 경우, 중간 각성 시 꿈을 기록해도 무방하지만, 만약 내가 불면에 시달리는 사람이라면 꿈은 아침에만 기록하도록 한다.

이와 마찬가지로 낮잠을 자다가도 꿈을 꿀 수 있다. 그러면 이것도 기록한다. 꿈의 아카이브가 다양해지는 원동력이다. 필자는 이렇게 하다 보니 하루에도 3~4편의 꿈을 기록하는 날도 있다. 그만큼 의미 있는 꿈도 많아진다.

꿈 일기를 쓰다 보면 하나의 장점이 있다. 바로 꿈을 많이 기록하다 보니 꿈인 것을 자각할 수 있다는 점이다. 단, 꿈인지 자각한다고 해서 모든 꿈에서 마음대로 행동하는 것이 가능한 것은 아니고, 극히 일부의 경우에만 자각몽이 가능하다. 꿈인지 아는 것과 마음대로 행동하는 것은 별개의 문제이기 때문에 그런 것 같다.

이때 꿈은 무의식 세계이기 때문에 우리 의식이 느끼는 실제 세계보다 더 즉각적으로 강렬한 체험이 가능하다. 그렇기에 실제 세계에서는 하기 어려운 행동을 하거나 느끼기 어려운 감정도 느낄 수 있다. 하지만 필자의 경우, 이때도 마냥 자유로운 것은 아니고 어느 정도 제한이 있기는 했다. 아무튼 꿈 일기를 쓰다 보면 자각몽을 체험할 확률이 늘어난다고 할 수 있다.

꿈 일기를 모아서 활용하기

'구슬이 서 말이라도 꿰어야 보배'라고 했던가. 꿈 일기 하나하나는 구슬이라고 할 수 있다. 그것 하나만 보면 뭔지도 잘 모르겠는 경우가 많다. 따라서 필자는 꿈을 월별로 모아서 정리한다. 한 달 동안 꾼 모든 꿈을 하나의 파일로 정리한다.

이때, 꿈의 내용을 보자면 다음과 같다.

시험보는데 범위랑 어딘지전허몬라 무슨물의 전기분해? 그럽건던 얼른앞자리애들한테 물어보느ㅜ

잠에서 깨서 바로 쓰기 때문에 오타가 심하다. 이것을 알아볼 수 있도록 문맥에 맞게 정리하는 것 또한 한 달에 한 번 한글 파일로 갈무리할 때 같이 진행한다. 그렇게 정리가 완료되면 이제 복기한다. 한 달 동안 어떤 주제의 꿈이 많이 나왔는지, 내 마음속에는 어떤 생각이 있는지 파악해본다. 반복되는 주제가 있다면, 의미가 있는 것이므로 잘 파악해두었다가 추후 어떻게 되는지 보거나, 정신치료를 받는 중이라면 치료자에게 가져가본다.

계속 반복되는 주제의 꿈이 있다면 우리의 무의식 속에 '어떤' 것에 관한 생각이 아주 큰 것이다. 따라서 이것은 무의식 차원에서 이미 의식 차원으로 발현되었거나 곧 발현될 예정이며, 그것은 곧 과거의 사건을 돌아보거나 미래의 사건을 미리 예견하는 것으로 쓰일 수도 있다. 우리의 무의식은 시간에 걸쳐서 현실로 계속해서 나타날 것이니까 말이다.

 이렇게 꿈을 정리하고 복기하는 과정을 통해 나의 꿈과 자연스럽게 친해져서 자각몽을 꿀 수 있는 확률도 높이고, 나의 무의식 상태도 파악이 가능하다. 꿈 일기를 하나하나 쓰는 것도 어려운 일이지만, 이것을 모으고 꾸준히 복기하는 것 또한 시간과 노력이 상당히 들어가는 일이다. 그러나 이렇듯 무의식을 파악해나가면, 나를 파악해나갈 수 있다. 그렇게 온전한 나를 받아들일 수 있게 되고, 사랑할 수 있게 된다. 또한 현재의 나의 상태를 파악했기 때문에 앞으로의 무의식 변화에도 큰 영향을 미치게 된다. 꿈을 파악하고 복기하는 것이 참 중요한 것임을 알 수 있다.

나는 소중하니까
나의 감정 그대로 느껴주기

감정을 돌아봐야 하는 이유

꿈 일기를 성실하게 쓰다 보면 자신의 무의식적인 감정에 대해 어느 정도 접근할 수 있는 기회가 온다. 그중에는 설렘, 아련함, 희망, 행복감과 같은 감정도 있겠지만 불안, 증오, 화, 안타까움과 같은 감정들도 있을 것이다. 그리고 그런 감정들은 현실에서 혐오, 비난, 배척과 같은 현상으로 나타난다.

이렇듯 어떤 것을 혐오하고, 비난하며, 배척하는 행위는 결국 내 무의식 안에 그것에 관한 이슈가 있기 때문이다. 그 결과, 자신의 외모를 가꾸지 않는 사람이 오히려 인터넷에서 외모지상주의에 빠져서 연예인들 사진에 악플을 달거나, 돈이 없는 사람이 오히려 가난한 사람들을 위한 복지 방편에 반대하는 아이러니한 일들이 일어난다.

내가 어떤 것에 대한 마음이 전혀 없으면, 어떤 것을 봐도 그것에 대한 가치 판단을 하지 않고 그것을 온전히 있는 그대로 수용하게 된다. 하지만 마음 안에 어떠한 영역에서 중요성을 두고 있다면, 그에 해당하는 영역에서 어려워하고 부정적인 현실을 접하고 그것에 대해 비난하고 배척하게 된다. 결국, 어떠한 사람에 대해 비난하고 싶은 마음이 든다면 혹시 그러한 이슈가 나의 무의식 깊은 곳에 있지는 않은지 돌아봐야 한다. 그것이 작은 것이고 오래된 것이어도, 무의식 저 깊은 곳에서 지금껏 현실 세계로 악취를 끌어내고 있는지도 모를 노릇이다. 혹시라도 남을 있는 그대로 받아들이기 어렵다면, 아직 내 마음에 해결되지 않는 무언가가 남아 있는 것이다.

다른 이를 사랑하지 못하는 마음은 부러움으로 나타나기도 한다. 나보다 예쁜 사람, 나보다 많이 가진 사람, 나보다 사회적 지위가 높은 사람을 보면 부러워지는 마음이 들기 마련이다. 나의 부러워하는 마음은 어디서 올까? 다른 사람이 부럽다는 것은 또한 다른 사람이 가진 것에서 자신의 부족함을 보는 것이다. 필자 같은 경우 '나는 왜 부족해서는 안 될까?'에 대한 생각에 꼬리를 물고 가보니 거기에는 결국, 버림받을까 봐 두려운 감정이 있었다. '이 정도 하면 누군가가 날 버리지 않겠지', '내가 이 정도 가지면 누군가가 날 버리지 않겠지', 결국 나는 가진 것과 이룬 것으로 정의되는 사람에 불과했다. 하지만 실제는 그렇지 않다.

나는 나 자체로 소중하다. 하지만 부러워하는 사람들은 그것을 마음 깊숙이 온전하게 느끼지 못한다. 머리로는 알아도 무의식에서는 아직도 버림받을까 봐 두려워하는 마음이 끊임없이 두려움을 형성한다. 재산이 만족되면 외모가, 외모가 만족되면 명예가, 이런 식으로 끊임없이 부족한 부분을 찾아낸다.

그렇기에 자꾸만 부러움을 느끼는 사람은 내 안의 두려워하는 감정을 온전히 꺼내는 연습을 해야 한다. 그것은 유년기 시절 애착과 연관되어 있을 수도 있고, 혹은 다른 인간관계에서 기인할 수도 있다. 그렇게 두려움의 뿌리를 찾아가면서 온전히 느끼다 보면 극복할 수 있을 것이다. 물론 그 과정을 혼자서 한다면 매우 지난하고 힘든 과정일 것이다.

감정을 해소하는 실질적 방법

하루는 명상하다가 눈물이 흘렀다. 감정이 매우 절제된 나에게 이러한 경험은 신기한 경험이었다. 정신과 의사의 특성상 굉장히 슬픈 이야기를 가져오는 환자들이 많이 있는데, 필자는 정신과 의사가 된 이래로 수없이 많은 면담을 하면서도 눈물을 흘린 적이 없었다. 그런데 어떤 이야기도 없이, 내면을 들여다보는 것만으로 두 눈에서 눈물이 흘러내렸다.

내면에는 과거 어렸을 적 나의 어린 육체가 느꼈을 것으로 추정되는 감정이 응축되어 있었다. 어린 나는 엄마가 떠나가지 말기를, 엄마가 떠나면 나는 어떻게 살지를 말하고 있었다. 그 감정에 다가간 순간 눈물이 나왔다. 부모의 해소되지 않은 감정은 자식에게 전가된다. 나 또한 해소되지 않은 감정을 물려받아서 현재 무의식에 버림받을까 봐 두려운 감정이 고착된 것이다. 중요한 것은 이러한 감정의 덩어리를 잘 해소해 후대에 물려주지 않는 것이라고 하겠다.

따라서 명상의 후반부에는 나의 어린 자식에게 이러한 감정 덩어리를 물려주지 않아야 겠다고 생각했으며, 이를 위해 인간이라면 필연적으로 발생할 수밖에 없는 욕구를 잘 제어하고 해소해야겠다고 다짐했다. 또한 명상이 끝나고는 명상을 통해 예전에 쌓였던 감정들을 지속적으로 해소해나가야겠다고 생각했다. 아직 도달한 감정은 그 끝부분(tip)에 불과하다고 생각하고, 적체되어 있는 감정이 꽤 클 것이라고 생각한다. 하지만 매일 조금씩 흘려보낸다면, 이러한 감정 덩어리는 수년 후에는 말끔히 해소될 것이다.

필자의 예처럼, 감정을 잘 느낄 수 있는 방법 중 하나가 바로 명상이다. 명상을 통해 내면에 있는 감정을 의식 수준까지 끌어올린다. 예를 들어, 불안을 느낀다고 해보자. 필자는 최근에 '지금 사는 집 전세가 연장되지 않으면 어떻게 하지?'라는 불안에 휩싸인 적이 있었다. 이는 필자뿐만 아니라 많은 사람이 일상생활에서 쉽게 느낄 수 있는 상황에 대한 '불안'이라는 감정이다. 이럴 때 먼저 조용한 곳에서 명상을 하면서 불안한 감정을 떠올린다. 만약 감정을 떠올리는 것만으로도 너무 힘들고 차분한 상태를 유지하기 힘들다면, 아직 감정에 마주할 단계는 아니다. 만약 떠올리는 것까지 성공했으면 이제 그것을 그대로 느껴준다. 어떠한 해결책이나 기도를 하라는 것이 아니다. 그저 그 감정을 온전히 느끼는 것이다.

나는 불안해, 전세 때문에 불안해. 나는 어디서 살아야 할지, 앞으로 어떻게 해야 할지 막막해서 불안해하고 있네. 다가올 미래에 대해 걱정하고 있어. 불안감이 내 안에 있구나.

그렇게 불안감을 느끼면서 불안을 그대로 느끼는 나 자신을 토닥여주고 격려해준다.

이 불안은 내가 살면서 느껴야 하는 불안이야. 인간이라는 육체를 가지고 있기 때문에 필연적으로 느끼는 불안이구나. 이런 불안을 느끼는 나야, 참 고생이 많다. 그래도 불안을 잘 느끼고 있어.

그렇게 불안을 곱씹고 온전히 느끼다 보면 차츰 안정되고, 불안을 시각화하는 연습도 할 수 있다.

내가 가진 문제는 이 정도 크기다. 내 머릿속을 가득 채우고 있어. 지금 나에게는 불안이 산더미같이 크다. 그런데 조금 줄여볼 수 있을 것 같다. 전세 불안의 크기를 내 방의 크기만큼 줄여보자.

그리고 크기가 줄어든 불안을 다시 곱씹고 크기를 줄인다.

이제 더 크기를 줄여볼 수 있을 것 같아. 농구공 크기만큼 줄여보자.

　그러다 보면 결국 골프공 크기를 거쳐 먼지만큼 불안을 줄일 수 있다. 이는 정신과에서도 시행하는 인지행동치료와도 닮아 있다. 중간중간 불안이라는 감정을 느끼고 그것을 느끼며 힘들어하는 나를 안아주는 생각이 들어가는 것이 핵심이다. 이렇듯 무의식 안에 있는 두려움, 불안 등을 비로소 해결한다. 우리는 이런 감정들을 '나쁜 감정' 혹은 '부정적 감정'이라고 생각하고 되도록 멀리하려고 한다. 그런데 정말로 이러한 감정은 느끼면 안 되는 '나쁜' 감정일까?

세상에 나쁜 감정은 없다

　결론부터 말하면, 감정에 좋고 나쁘다는 판단의 잣대를 들이미는 것 자체가 무의미하다. 사실 개인의 가치관에 따라 세상의 어떠한 개념까지 선악 판단이나 가치 판단을 하는지는 다 다르겠지만, 적어도 인간이 느끼는 감정에 대해서는 좋다, 나쁘다 가치 판단을 해서는 안 된다고 생각한다. 왜냐하면 이런 모든 감정 또한 우리가 이 세상에 온 이유이기 때문이다.

　놀이공원에서 입장권만 끊고, 이용권을 끊지 않는 것을 상상해보자. 재미도 없고 밋밋할 것 같다. 그러다가 이용권을 끊고 롤러코스터에 탄다면? 처음에는 롤러코스터가 올라가는 지루한 코스가 있지만, 그 뒤로는 격렬하게 내려가는 재미가 있다.

편의상 롤러코스터가 올라가는 과정을 부정적 감정, 내려가는 과정을 그 반대의 감정에 비유해보자. 올라가지 않으면, 내려감도 없다. 부정적 감정이 없으면, 그 반대 극단에 있는 극한의 희열, 사랑, 쾌락, 포만, 자유로움 등의 감정을 만끽할 수 없다.

우리는 삶이라는 놀이동산에 입장해 있다. 우리의 의지로 입장한 것은 아니라고 우리는 생각하지만, 실제로는 다르다. 우리는 아무것도 없는 '무, 밋밋함'의 세계에서 벗어나서 '유, 변화'의 세계로 우리의 의지로 입장권을 끊어온 것이다. 그런데 막상 삶이라는 놀이공원에 입장해보니 무서운 것도 많고, 겁도 많아진다. 이럴 때 용기가 필요하다. 쉬운 놀이기구부터 어려운 놀이기구가 있다. 우리는 모든 놀이기구를 탈 수도 있고, 입맛에 맞는 놀이기구를 탈 수도 있다. 나이가 들수록 탈 수 있는 기구가 느는 것처럼, 경험하는 현실이 다양해질수록 느끼는 감정도 복잡 미묘해진다.

삶은 놀이공원, 감정은 놀이기구다. 입장해놓고 놀이기구에 타지 않는다면 입장권을 날리는 것이다. 이런 경우도 생각해볼 수 있다. 삶이라는 놀이동산에 입장은 했는데, 내가 탄 놀이기구는 너무 무료해서, 혹은 너무 두렵고 힘들어서, 중간에 하차하고 놀이동산을 나가버리는 경우 말이다. 이 경우는 힘든 감정을 실컷 느끼고 더는 못 버티고 스스로 삶을 마감하는 경우다. 이 경우는 안타깝다고 할 수 있다.

부정적인 감정이라고 불리는 감정을 느꼈다는 것은 해소의 실마리라도 있다는 것이기에 온전히 느끼고, 계속 경험하다 보면 반대의 날이 온다. 마치 롤러코스터가 올라가면 내려가는 때가 반드시 있는 것처럼 말이다. 하지만 우리는 떨어지기 직전까지도 겁에 질려서, 혹은 무료해서 그 순간이 언제 시작될지 깨닫지 못할 수 있다.

그렇다면 어떻게 느끼는 것이 잘 느끼는 것일까? 어떻게 놀아야 삶이라는 놀이공원에서 본전을 뽑을 수 있을까?

감정을 잘 느끼려면

첫째로, 자신이 느끼는 감정을 알아차리는 것이다. 사실 나의 감정을 알아차리는 것은 어렵다. 너무나도 복잡한 현실 상황 때문에, 또는 요즘 계속 발달하며 우리를 연결해주는 인터넷 장치들 때문에 감정 알아차리기가 더욱 어려워지고 있다. 복잡한 현실은 그렇다 치고 인터넷 때문에 감정을 알아차리기가 어렵다는 게 무슨 말인지 의아할 수 있다. SNS를 필두로 하는 인터넷망은 우리를 지속해서 연결함으로써 우리가 순간에 온전히 집중하기 어렵게 만든다. 또한 우리는 무의 세계에서 유의 세계를 경험하려고 온 것인데, 개인에게 순간순간 전체를 연결시켜 자아 개념을 약하게 하고, 개인이 느끼는 감정을 희석하기도 한다.

감정 돌아보기라고 표현은 했지만, 이것은 그저 그때 그 순간에 자신이 느끼는 감정을 온전히 느끼는 것에 불과하다. 그리고 그 감정이 어디서부터 온 것인지 되짚으면서 점점 본인의 핵심 감정에 접근해나가는 과정이다. 그렇게 삶의 순간순간의 감정을 온전히 느끼다 보면 해소될 것은 해소되고, 정신은 한층 더 성숙해진다.

'누군가에게 지적당하는 것이 싫은가?'
'돈이 없는 것이 죽도록 싫은가?'
'연애를 못 하는 것이 두려운가?'

이러한 감정들에 사로잡혀 있는 이유가 우리 모두에게 있을 것이다. 이런 감정들에 접근하는 또 하나의 유용한 방법은 바로 조용한 나만의 시간을 갖는 것이다. 목욕을 하면서 생각에 잠기거나, 족욕을 하거나, 더 나아가 명상을 하거나, 요가를 하는 방법 등이 있다. 그 시간에 느끼는 생각과 감정에 오롯이 집중할 수 있으면 어떤 방법이든 좋다.

오해할 수 있어 언급하지만, 집중하긴 하되 쾌락이나 재미에 몸을 맡겨버리게 되는 게임이나 TV 시청 등은 마음 챙김과는 다소 거리가 멀다. 이와 더불어 스마트폰 등은 현대인들의 마음 챙김을 더욱 어렵게 만드는 요소 중 하나다. 우리가 쉬고 있는 그 순간에도 스마트폰 등의 매체를 통해 외부 자극이 끊임없이 들어온다. 우리가 집중해야 하는 것은 내부의 소리임에도 불구하고 말이다.

이렇게 마음을 돌아보자고 하는 마음 챙김은 쉬워 보이지만, 꽤 어려운 일이다. 매일 명상과 요가를 루틴으로 한다고 하더라도 그것에 온전히 집중하지 못할 때도 있으며, 삶을 살면서 직면하게 되는 문제, 즉 돈이나 물질적인 것들에 집착하고 번뇌하기 일쑤다. 그럼에도 불구하고 조금씩 훈련을 해보자. 명상이나 요가라고 하면 다소 구시대적인 것 같고 생소할지 모르겠지만, 서구 정신의학에서도 마음 챙김을 할 수 있는 중요한 치료법으로 쓰이고 있다. 요즘은 시대가 좋아져서 유튜브를 통해 어디서든 간단하게 명상이나 요가에 접근할 수 있게 되었다.

감정을 파악했다면 다음 단계는 인정하기다. 우리는 불완전한 존재다. 그렇기에 감정이라는 것도 느낄 수 있다. 완전한 존재라면 감정을 느끼지 않고 모든 존재를 사랑으로 대할 것이다. 우리는 우리가 불완전하고 미숙한 인간이라는 존재임을 인식할 때, 우리의 감정을 인정할 수 있다. '나는 저 사람이 돈이 많아서 질투가 나', '나는 저 사람이 미워', 이러한 우리가 느끼기에 부끄럽고 부정적으로 보이는 감정들도 인정해야 하는 것이다. 성취로부터 오는 자만심, 쾌락 등도 물론이고 말이다.

감정을 인정하면 감정을 말, 글, 동작 등으로 표현해본다. 정신과에서는 정신병리를 평가하는 데 MSE(mental status exam)라는 도구를 쓴다. 여기서 정신병리 중에 '감정 표현 불능(alexythymic)'이라는 항목이 있는데, 이것은 말 그대로 자신의 감정을 알아차리고, 그것을 말 등으로 표현하기 어려워하는 것이다. 정신병리에 이 항목이 있다는 것은 자신이 느끼는 감정을 제대로 표현하지 못하는 것 또한 정신적으로 완전한 상태가 아님을 나타낸다. 따라서 감정을 느끼고, 인정하는 것도 중요하지만 그것을 표현하는 것이 진정한 감정 놀이기구의 완성이라고 할 수 있다.

앞에서 말했던 일기 쓰기를 포함해서, 나에게 편지 쓰기, 화날 때 화가 났다고 상대방에게 말하기, 도저히 참을 수 없을 정도로 감정이 쌓였을 때는 옛이야기처럼 아무도 듣지 않는 갈대밭에서 소리라도 질러보는 것 또한 감정을 표현하는 방법 중 하나다. 감정은 온전히 느끼기 힘들지만, 그만큼 우리 삶의 소중한 요소다. 아무쪼록 이 소중한 친구를 잘 활용해 삶을 풍요롭게 가꾸어나갔으면 한다.

내 앞에 펼쳐진 현실을
있는 그대로 받아들이기

나의 약점 받아들이기

완전한 개인은 없다. 크고 작음의 차이가 있을 뿐, 우리 모두는 정신과적 문제를 안고 살아간다. 어떤 사람은 감정의 기복이 클 것이고, 어떤 사람은 다소 쉽게 불안해지는 경향이 있을 수 있다. 이때, 그에 따른 에너지를 긍정적인 곳에 이용한다면, 큰 효과를 발휘할 수 있다. 천성(nature)을 이용하는 것이기 때문이다. 예를 들어, 지나치게 꼼꼼한 면이 있는 강박적인 사람은 검사관이 되어 실적을 올릴 수 있고, 감정이 풍부한 사람은 예술 작품으로 승화시켜 아름다움을 표현할 수 있다.

필자도 의대에 입학한 사람들에게 쉽게 찾아볼 수 있는 다소 강박적인 면이 있다. 숫자 강박이 있었는데, 숫자를 확인하면서 쾌감을 느끼는 것이다. 이것의 시초는 고등학교 때로 거슬러 올라간다. 성적이 급상승하던 시기여서 스트레스를 받았는지, 아니면 그냥 시기상 정신병리가 발동할 시기여서 그런지 모르겠지만 그때부터 시작되었던 것 같다. 그래서 그 무렵 성적표를 받는 게 그렇게 좋았다. 고등학교 시기는 성적표의 홍수라고 해도 과언이 아닐 정도로 성적 발표가 잦다. 그만큼 시험이 많기 때문이다. 중간고사, 기말고사, 쪽지시험, 수행평가, 정기 모의고사, 사설 모의고사 등등….

그래서 각 과목마다 한 달에도 몇 번이고 시험 결과를 받아볼 수 있다. 성적표를 받고 거기 적혀 있는 숫자를 확인하는 것이 좋았다. 평균을 계산하고 이전보다 얼마나 떨어졌는지, 올랐는지 계산하는 것도 좋았다. 그때는 정신의학에 대한 지식이 없었기 때문에 그저 성적이 전반적으로 잘 나와서 좋은 줄 알았는데, 지금 되돌아보면 그것이 숫자 강박의 시발점인 것 같다.

의대에 와서도 역시 시험의 연속이었다. 의대에서 TOP이 되는 것은 고등학교보다 훨씬 어렵기 때문에, 나의 성적은 그저 중간 정도에 머물렀지만, 그래도 노력한 것에 대한 결과가 숫자로 표시되니 공부의 원동력이 되었던 것 같다.

그리고 의사가 되어 정신의학을 전공하게 되면서 나는 나를 되돌아보게 되었다. 의사가 되면, 학생 때와는 달리 숫자로 평가받는 일이 줄어들게 된다. 따라서 나의 강박은 충족되지 않았다. 그래서 나는 이 강박적 에너지를 어디에 돌릴까 생각해봤다. 내가 노력한 만큼 숫자로 표현되는 것, 운동이었다.

요즘은 시대가 좋아져서 휴대폰에 각종 건강 어플이 있고, 거기에 스마트워치를 사면 실시간으로 각종 운동량이 데이터화되어 체크된다. 나에게 딱 맞는 원동력을 제공해주는 것이다. 그때부터 본격적으로 운동을 시작했다. 가장 기초적인 걷기부터 하루 운동량을 체크하고 늘려가길 반복했다. 걷기는 측정이 쉽고 특별히 신경 쓰지 않아도 핸드폰만 가지고 있으면 자동적으로 체크되었기 때문에 나에게는 성적표 그 자체였다.

운동을 시작한 것은 2018년 5월 무렵이다.

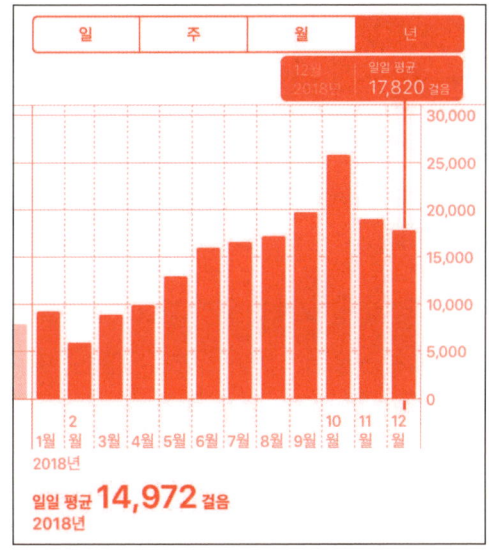

점점 걸음 수가 늘어감을 알 수 있다. 그리고 그것이 쌓이고 쌓여 내 몸무게와 체형은 완전히 변했다.

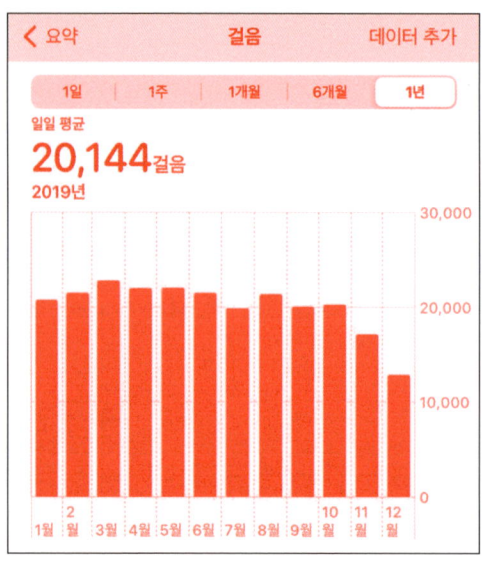

　2019년의 평균 걸음 수다. 1년 전에 비해 확연히 늘었다. 2020년 코로나가 창궐하는 등 운동에도 제동이 걸려 걸음 수는 다시 예전으로 돌아가긴 했지만, 한번 건강해진 몸을 유지하기 위해 요가 등을 통해 부단히 노력했다.

　물론 실패한 경우도 있다. 강박을 엄한 데 쓴 것이다. 필자 같은 경우 주식 투자가 그러했다. 처음에 접한 주식도 온통 숫자 아닌가! 필자는 어쩌면 숫자가 움직이는 것이 좋아서 주식을 시작한 것일 수 있다. 하지만 주식은 이전 숫자들과 다른 점이 있었다. 주가는 내가 노력한다고 움직이지 않는다. 그래서 주식을 포기하지는 않았지만, 여기에 숫자 강박을 적용하는 것은 그만두었다(호가 창 및 잔고 보기를 포기했다).

　나 자신을 파악하고 나의 약점을 긍정적인 방향으로 사용하는 것은 굉장히 중요하다. 똑같이 흐르는 물이 있을 때 어떤 이는 수해로 고통받을 것이고, 어떤 이는 그것을 이용해 물레방아를 돌릴 것이다. 잘만 이용한다면 낙숫물이 바위를 뚫듯, 시간이 지났을 때 당신의 약점도 큰 재산이 되어 있을 것이다.

힘든 현실 받아들이기

어린 시절 놀이동산에 가본 적 있는가? 그곳에 갔을 때의 설렘을 기억하는가? 나 역시 어릴 적에는 놀이동산에 매일 가고 싶었다. 그런데 진짜 매일 간다면 어떨까? 생각지도 못한 노동이 되지는 않을까?

나는 나의 삶이 놀이동산같이 행복하고 좋은 것들로 가득 차 있기를 바랐다. 하지만 삶은 힘든 것과 좋은 것들이 번갈아 나타난다. 문제는 '우리가 그것을 어떤 곳에 가중치를 두고 느끼느냐'에 있다. 자그마한 행복도 크게 느낀다면 삶은 행복의 구간이 더 많게 느껴질 것이다. 하지만 대부분은 그렇지 않다. 사람들은 고통을 더 크게 느낀다. 그게 원시적인 뇌가 발달한 프로세스다. 그래야 고통에서 빨리 벗어날 수 있기 때문이다.

삶이 나에게 정확히 절반의 불행과 절반의 행복을 준다고 말할 수는 없다. 우리가 주관적으로 느낀다는 가정하에 그렇다. 하지만 현실은 정확히 절반의 상승과 하강을 준다. 오르는 것이 있으면 내리는 것이 있고, 흥하는 것이 있으면 망하는 것이 있다. 우리는 그것을 특정 시점에 몰아서 관찰하기도, 체험하기도 하는 것이다. 이런 생각을 하니 앞으로는 화나는 일이나 힘든 일이 있어도 그것을 온전히 받아들일 수 있을 것 같다. 그 이면에 있는 행복을 볼 수 있기 때문이다. 이것은 어떻게 보면 관찰의 고차원적 이동이다. 시간이라는 우리 뇌에 존재하는 개념을 걸러낸 통찰이기 때문이다. 슬픔의 시간이 다가올 때 그것을 온전히 받아들이자.

"겨울이 없다면, 봄이 아름답지 않다."
실로 이러한 깨달음이 오래가기를 바란다. 언젠가 망각에 빛바래겠지만 늘 상기시킬 수 있기를 바란다.

선행하는 불행 받아들이기

2021년 봄쯤인가, 날이 풀리고 해가 길어지면서 한동안 퇴근 후 아이와 단지 내 놀이터에서 노는 것이 일상이 되었던 때가 있었다. 그렇게 한 달쯤 지났을까? 서서히 쳇바퀴 같은 이 루틴이 지겨워지기 시작했다. 그러던 와중에 아이가 아프면서 더 이상 나가서 놀 수 없게 되었다. 그제야 깨달았다. 매일매일 반복되던 평범한 일상이 참으로 소중했다는 것을.

그렇다. 실상 행복한 일상을 보내고 있는 사람도 그것의 소중함을 모르고 있을 수 있다. 아무 문제 없이 평탄하게 자라온 부유한 아이가 있다고 가정해보자. 이 친구는 매일 방과 후에 요트를 즐기고, 고급 식사를 즐기는 일상이 그다지 행복하게 느껴지지 않을 수 있다. 유명한 동화《왕자와 거지》에도 나와 있듯이 말이다.

그렇기에 행복을 느끼려면 먼저 불행을 느껴야 한다는 것은 아이러니하지만 맞다. 상대적인 개념이 있어야 그 반대쪽 개념도 존재하니까 말이다. 우리 인간이 이러한 번뇌뿐인 것처럼 보이는 세상에 내던져진 것 또한 행복을 체험하기 위함이라 할 수 있을 것이다. 그러니 일상이 너무 힘들고 번뇌로 가득 차 있어도 두려워할 필요가 없다. 그만큼 행복한 일들도 일어날 수 있으니까. 반대로 생각해보면 아무리 높은 곳에 오르고 많은 재물을 가져도 자만하면 안 될 것이다. 상대적인 불행이 언제 도사리고 있을지 모른다.

"이 또한 지나가리라."

유명한 말이다. 늘 마음속에 새기고 살아간다면 행복의 순간에도, 불행의 순간에도 의연하게 그 순간순간을 소중하게 여길 수 있을 것이다.

실패 받아들이기

이 책을 쓰기 전 생애 첫 출판 기회가 있었다. 계약까지 잘 진행되는 듯했고, 어느 정도 초고도 쓰고 있었다. 그러다가 계약서로 가기 직전 마지막 문턱에서 좌절되었다.

그때 고등학교 시절의 기억이 떠올랐다. 필자가 다니던 고등학교는 제법 큰 기업이 운영하는 사립 고등학교였는데, 필자가 입학하던 때부터 전교 5등까지는 뉴질랜드로 어학연수를 보내주는 프로그램을 신설했다. 우리 위의 학년은 혜택을 누리지 못하고, 1학년으로 입학한 우리 학년부터 혜택을 누릴 수 있었다. 그 때문에 필자는 1년 동안 전교 5등의 등수를 유지하기 위해 안간힘을 썼다. 첫 중간고사부터 시작해서 모의고사까지 1학년 동안 보는 모든 시험의 등수를 평균 내서 유학을 보내주는 것이었는데, 매달 시험이 끝나면 그 결과가 대자보로 공시되곤 했다.

3월 모의고사에서 전교 30등 안에 간신히 들었기에 처음에는 쳐다보지도 않았지만, 1학기 기말고사부터 전교 5등 안에 들기 시작한 나는 조금씩 희망을 싹틔웠다. 그것이 절정에 이르렀을 때는 2학기 말이었다. 평균 성적 전교 6등까지 오른 후 1학년 기말고사에 온 힘을 쏟았다.

하지만 너무 무리해서일까, 기말고사는 5등 안에 드는 데 실패했고, 평균 성적 역시 전교 6등에 머물고 말았다. 하지만 실패의 맛을 본 나는 공부의 의지를 다듬기 위해 곧장 미용실로 향했다. 그리고 생전 해본 적 없는 6mm 반삭을 했다. 짧은 머리를 보며 공부에 다시 심기일전(心機一轉)하겠다는 굳은 의지였다.

그런데 이게 웬걸? 한 달쯤 지나서 최종 유학 합격자를 통보하는 대자보에 내 이름이 올라와 있는 것이다. 무슨 영문인지 몰랐지만 서둘러 연수 준비를 했다. 준비를 하며 소문을 들어보니 전교 5등 안에 든 한 친구가 겨울방학 동안 내신 관리를 위해 학원에 다니느라 연수의 기회를 포기한 모양이었다. 그래서 자연스럽게 바통은 6등인 나에게로 왔고, 어학연수에 합류하게 된 것이다!

뉴질랜드 어학연수는 환상적인 경험이었다. 그곳에서 나는 시간이 느리게 가는 경험을 했다. 조금 더 즐길 수 있었는데 어렸던 내가 아쉽기는 하다. 아무튼 그렇게 좋은 기회를 잡을 수 있었다. 그래서 그때를 기억한다. 실패했지만 결국 성공한 그때를. 실패했지만 포기하지 않았고, 실패를 하나의 과정이라고 생각하고 다시 심기일전했다. 비록 실패의 때는 마음이 아팠지만, 아직 자신의 부족함을 인정하고 나를 더 키우기로 마음먹은 것이다. 그렇게 하니 생각지도 못한 기회가 가까운 시일 내에 또 생기더라는 것이다. 실패는 감사하다. 내가 성공할 수 있는 하나의 기회가 있었다는 증거 아닌가? 그런 운의 흐름이 나에게 들어온 것 자체가 감사할 만한 일이다. 기회는 다음에도 다시 온다. 준비하고 기다리다 보면 반드시 온다.

힘든 사람 받아들이기

"네가 뭘 잘못했는지 모르겠어? 다시 해와!"

가끔 직장생활을 하다 보면 이런 상사를 마주한다.

내가 뭘 잘못했는지 알려주지도 않고 사사건건 트집을 잡는다. 그러한 상사 앞에서는 잘못한 것이 없어도 주눅이 들기 마련이다. 과거 인턴 시절에도 그러한 상사들이 있었다. 지금 전문의인 필자가 보면 꼬마에 불과한 당시 레지던트 1, 2년 차들이 인턴에게 하는 태도가 이랬다.

"야, 인턴. 너 뭐 잘못했는지 모르겠어? 인계 안 봤어? 인계에서 본 내용 말해봐."

이런 식으로 말한다. 아마도 부드럽게 하면 이렇게 해도 될 것이다.

"인턴아, 너 이거 잘못했잖아. 이럴 때는 이렇게 하는 거야. 다음부터 못 하면 혼난다."

환자 생명이 촌각을 다투는 위급한 상황이 아닌 때라면 두 번째 방법으로 인턴을 대하는 것이 옳을 것이다. 물론 촌각을 다투는 상황에 인계 타령하는 의사는 없을 테지만….

그런데 우습게도, 이렇게 인턴에게 뭘 잘못했는지 가르쳐주지 않는 레지던트들은 교수에게 똑같은 방식으로 당하고 있는 경우가 많았다. 이러한 것을 보면 정신역동의 대상관계 이론이 떠오르는데, 대상관계 이론이란, 쉽게 말해서 과거에 내가 누군가 중요한 인물과 겪었던 일들이 다른 관계에서 되풀이된다는 것이다.

이런 태도를 가지고 있는 레지던트들의 과거력을 다 알 수는 없겠지만, 과거 부모에게 과도한 훈육을 받거나 방치되었을 경우 이를 되풀이하고 있을 가능성이 있다. 어렸을 때부터 부모와 맺어진 관계의 양상이 커서 교수와 레지던트 관계 또는 인턴과 레지던트 관계에서 다시 되풀이되고 있다는 것이다.

행복이 조건이 아닌 내면에서 나오듯, 관계 또한 내면에서 나오는 것임을 믿는다. 혹시 꼰대를 만난다면, 저 사람의 과거와 내면에 어떤 것이 있을지 상상해보는 것도 좋다. 타산지석(他山之石)으로 삼을 수 있게 말이다.

짜증 나는 일 받아들이기

어느 금요일이었다. 퇴근해서 어린이집으로 아이를 데리러 갔다. 그 후 아이가 이곳저곳 보고 싶어 해서 테니스장에도 가고, 집 근처 식당

가도 다녀왔다. 아이는 장난감 자동차를 타고 야외 테라스에서 치맥을 하고 있는 어른들에게 인사했고, 모두 즐거운 마음으로 인사를 받아주었던 것이 기억에 남는다.

아이와 하원 데이트를 마치고 장을 보러 갔다. 긴 연휴 동안 먹을 음식을 사고 저녁도 같이 해결하기 위해서였다. 그렇게 마트에 다녀오는 길은 하필이면 퇴근 시간대와 겹쳤다. 집으로 가는 길목에 큰길이 하나 있었는데, 교통체증이 엄청났다. 마트에 가는 길도, 오는 길도 막혔다. 하지만 가는 길과 오는 길의 차이점이 하나 있었다. 바로 노을이었다.

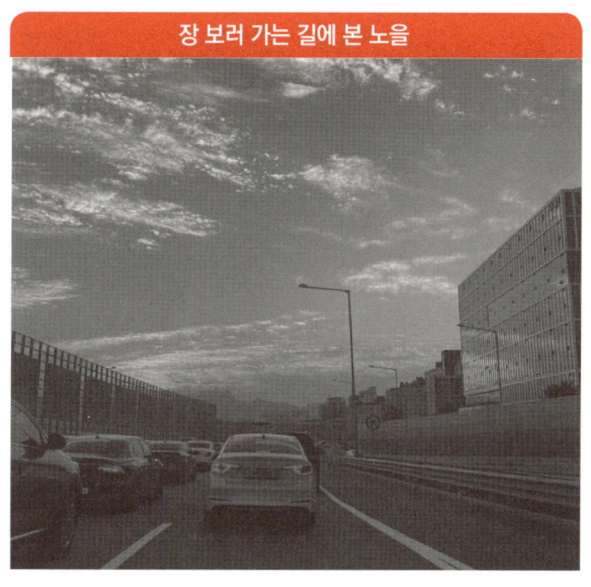

장 보러 가는 길에 본 노을

장을 보고 가는 길에는 노을이 붉게 타고 있었다. 그 노을을 보자 교통 체증은 더 이상 느껴지지 않았다. 노을을 감상하기에 오히려 좋았다. 아이와 함께 노을을 보며 세상의 아름다움을 나누었다.

엘리베이터를 빨리 가게 하는 법은 엘리베이터에 거울을 설치하는 것이다. 부산까지 가장 빨리 가는 법은 사랑하는 사람과 함께 가는 것이다. 오늘 겪은 교통 체증도 아이와 노을이 함께였기에 별것 아닌 것이 되었다. 당신에게도 힘든 순간 함께할 수 있는 노을이 마음속에라도 펼쳐졌으면 한다.

고민 받아들이기

면담을 하다 보면 조금 늦게 사춘기를 맞아버린 사람들을 간혹 접할 수 있다. 이들은 정신병리적으로는 크게 문제가 없는데, 현재 본인이 속한 환경에서 '나는 왜 살고, 인간은 어디서 왔는지' 등의 일들을 고민하다 보니 사회 부적응이 와버려서 나에게 면담을 온 것이다.

우리가 모두 중2병의 시기인 청소년기 무렵에 '철학적이기도 하지만 어떻게 보면 오글거리는 고민'을 하게 된다면 다행이겠지만, 안타깝게도 그렇지 않은 것 같다. 인간의 삶의 이유에 대한 고민의 시기는 스무 살 때도, 서른 살 이후에도, 어쩌면 한 번도 아니고 여러 번이라도 있을 수 있다.

그렇다면 이런 질풍노도의 시기를 맞이하는 우리의 태도는 어떠해야 할 것인가? 사회에서 한창 일하는 도중이라도 일을 그만두고 고민에 몰두해야 할까? 잘 다니던 직장을 때려치우고 행복의 길을 찾아 훌쩍 여행이라도 떠나야 할까?

자신이 이러한 시기에 접어들었다는 것을 깨닫는다면, 인간의 삶과 실존에 대한 고민은 나만 하고 있는 것이 아니라는 것을 아는 것이 중요하다. 철학책에는 이러한 고민의 결과들이 담겨 있다. 옛 성현들 또한 이런 고민을 수도 없이 하고 토론을 하며 집필해왔다. 오늘날 출판 기술과 매체의 발달은 이러한 성현들의 고민을 고스란히 우리 앞으로 가져다 놓는다. 번역 또한 얼마나 잘되어 있는가? 우리는 클릭 한 번으로 심오한 지혜를 엿볼 수 있다.

혼자서 너무 고민하지 말고 인생철학의 동반자인 철학책과 함께한다면, 생업을 미루지 않고 충분히 함께 갈 수 있다. 거인의 어깨에 기댄다면 효율이 그만큼 향상되기 마련이다.

누구나 삶의 어느 순간에는 인생에 대한 고민을 할 수 있다. 그러한 것을 절대 기피하거나, 또 과몰입할 필요는 없다. 옛 철학자들과 함께 인생의 방향성을 나아간다면, 우리는 충분히 생업과 방향성, 두 마리 토끼를 잡을 수 있을 것이다.

가끔은 생각 없는 나 받아들이기

인간은 생각하고 살아야 한다. 생각 없는 삶은 인간에게 곧 삶을 마감할지도 모르는 위협을 뜻한다. 그래서 우리는 마트에 가서도 가격을 따져서 소비해야 하고, 출근할 때는 빠를 것 같은 길을 생각하며 가야 한다. 그렇지 않으면 도태될 것만 같다. 생각 없는 과소비는 우리의 가산을 탕진할 것만 같고, 여유 부리며 가는 출근길은 우리를 잦은 지각과 해고의 길로 인도할 것 같다.

지금이니까 이 정도지, 과거에는 더했다. 사냥을 어떻게 해야 할지 자칫 잘못 생각했다가 바로 목숨을 잃기도 했고, 전쟁에서 판단 실수로 많은 사람이 죽어가기도 했다. 그렇게 생각은 우리를 풍요의 길로 이끌지만, 또 그와 맞먹는 정도의 고민과 걱정의 길로 이끌기도 한다. 풍요를 얻기 위해서는 그만큼의 감정과 생각의 값어치를 지불해야 하는 것이다.

그래서 경제적 자유를 달성한 사람들은 생각을 덜 할 수 있다. 좀 더 생각 없이 소비할 수 있고, 길을 갈 때도 조급하지 않고 여유롭게 가고 싶은 대로 갈 수 있다. 삶의 행위가 더 이상 필요한 재화를 얻는 데 초점이 맞춰져 있지 않기 때문이다. 그렇게 해서 그들은 생각 없이 사는 자유를 산다. 산다(buying)와 산다(living)의 의미가 공존하는 것이다. 승패가 무의미한 골프를 치며 순간의 나에게 집중하고 상대와 환담하는 의미 있는 시간을 산다. 한강 변의 요트를 타며 산뜻한 바람을 느끼는 삶을 산다. 생각이 끼어들 틈이 없는 테니스 경기의 삶을 산다. 그저 생각이 필요 없는 취미, 힐링 뭐 그런 것들을 산다.

돈보다 중요한 것은 자유, 그중에서도 생각으로부터의 자유인 것을 경제적 자유를 달성한 이들은 안다. 그러니 지금부터라도 생각에서의 자유를 조금씩 실천해보자. 나중에 찾기에는 너무나도 소중한 것이니.

PART 07

닥터 온실이 생각하는 정신과 진료의 미래

지금은 진료받기 좋은 정신과, 앞으로 정신과 진료는 어떻게 될까?

닥터 온실이 생각하는 지극히 주관적인 정신과 진료의 미래다. 미래에는 어떠한 정신과 진료가 가능할지, 또 어떤 진료가 어려워질지 알아보자.

원격면담은
안 되는 것일까요?

원격진료보다는 대면진료

내담자가 들어온다. 코로나 시국이 지난 지 꽤 되었지만, 다들 마스크를 기본적으로 착용하고 있다. 면담실에는 코로나 시국 이후에도 철거되지 않은 아크릴 칸막이도 있고, 코로나 예방접종도 당연히 완료했기 때문에, 내담자가 혹시 면담 시 마스크를 벗더라도 상관하지 않아왔다. 긴 면담을 할 경우, 내담자들은 마스크를 벗고 상담을 진행하지만, 마스크가 편하다며 마스크를 쓰고 면담을 진행하는 내담자들도 있다.

정신과적 면담에서는 면담에 임하는 의상이나 표정 변화, 제스처와 같은 비언어적 의사소통 수단이 굉장히 중요하기 때문에 마스크를 쓰는 경우 내담자에게서 얻어낼 수 있는 정보가 다소 제한된다. 따라서 원래는 자신을 가리고 있는 경우, 그것 또한 정신상태 목록에 체크하도록 되어 있다.

코로나 시국 이전에는 이렇게 마스크를 쓰고 면담하는 경우를 크게 두 가지로 나누어 생각해봤는데, 첫째, 자신의 건강에 대한 불안이 내재된 경우, 그리고 다소 회피적인 성향의 병리가 있는 경우다. 하지만 코로나 시국 이후인 지금은 이렇게 단정 짓기도 어렵게 되었다.

따라서 요즘 마스크를 쓰고 면담을 진행하는 내담자의 경우, 내가 평소에 면담할 때 내담자를 파악하던 스킬을 사용하는 데 제약되는 부분이 있고, 시선 처리도 참 어려워서 면담을 다소 피상적으로 한 느낌을 지우기 힘들다. 혹시라도 나중에 이러한 전염병이 창궐하는 시대가 일반화되거나, 언택트가 대중화되어 비대면 진료를 하게 된다면, 정신과적 진료는 더 어려워지지 않을까 생각한다. 정신과적 진료에서는 비언어적 의사소통이 많은 부분을 차지하기 때문이다.

정신과의 미래에서 원격진료는 시술이 있는 다른 과 진료에 비해 꽤 쉬워 보이지만, 의료의 질적 측면에서 마냥 그렇지만도 않다. 물론 진료 자체는 어렵지 않겠지만, 이전처럼 퀄리티 있는 진료를 받기는 어려울 수 있다. 그래서인지 현시점에서는 정신과 원격진료가 섬마을이나 교정시설(감옥)같이 의사가 가기 어려운 곳에 제한되고 있다. 앞으로 의료의 질 저하는 필연적으로 다가올 미래라고 생각되기에, 정신과 원격진료 또한 늘어날 것으로 예상된다. 하지만 정신과 전문의인 나는 여전히 대면진료를 권유한다.

명의의 조건

명의란, 어떤 환자가 와도 자신 있는 사람

'명의'란 무엇이라고 생각하는가? 어떤 수술이든 끝내주게 잘하는 사람? 무슨 병이든 고칠 수 있는 사람? 근데 그런 사람은 애석하게도 없다. 정형외과 의사는 성형외과 수술이 어렵고, 내과 전문의는 외과 질병을 고칠 수 없다. 예전에는 모르겠지만 적어도 요즘 시대에는 그렇다. 그렇다면 명의는 사라진 것인가?

나는 명의를 '어떤 환자가 와도 자신 있는 사람'이라고 정의한다. 어떤 질병이든 치료할 수 있는 의사와 뭐가 다른지 모르겠다고? 명의는 어떤 질병이든 치료할 수 있지 않다. 다만 자신이 고칠 줄 아는 병과 모르는 병을 알고, 자신의 분야는 자기가 고치고, 다른 과 질환은 다른 과나 다른 병원으로 보내는 것이다. 그렇기에 어떤 환자가 와도 자신이 있는 것이다. 자신의 능력과 한계를 정확히 알고 있으니까.

그런데 이런 명의가 존재하려면 필요한 조건이 있다. 바로 '받아줄 수 있는 인프라가 있는지'다. 이것은 두 가지 영역에서 존재한다. 첫째로 의사가 치료할 수 있는 영역에서, 둘째로 의사가 치료할 수 없는 영역에서 말이다.

인프라가 없으면 치료도 없다

명의는 자신이 치료할 수 있는 인프라가 필요하다. 정신과 의사인 나의 경우로 보면 개인 진료실과 입원실, 강박실, 간호사, 강박을 도와줄 보호사, 치료 약물 등이 될 것이다. 주로 말로 치료하는 정신과 의사가 이 정도니까 수술이나 시술을 하는 다른 과 선생님들은 더 많은 인프라가 필요할 것이다.

둘째로 치료할 수 없는 환자라면 보낼 곳이 필요하다. 다른 과 질환을 치료할 수 있는 타 의원이나 종합병원 같은 상급 의료기관이다.

물론 이 같은 조건은 의사의 실력을 기본 전제로 깔고 간다. 실력이 뛰어나지 않은 사람은 당연히 명의가 될 수 없다. 하지만 의사가 아무리 기술이 뛰어나더라도 인프라가 없다면 명의는 될 수 없다. 혼자서 날고뛰어봤자 인간은 한계가 있기 때문이다. 다행히도 우리나라는 이러한 의료 인프라가 아주 잘되어 있다. 지금까지는 말이다. 나는 지금의 우리나라 의료 인프라와 함께라면 명의로서 활동할 자신이 있다. 어떤 환자가 오더라도 자신이 있다. 하지만 10년 후에는 장담하기 어렵다. 명의로 남을 수 있을 때 열심히 환자들을 치료해야겠다. 10년 후에 왜 어려워지는지는 이어지는 장에서 한번 알아보자.

앞으로 정신과 진료받는 게 어려워질지도 모른다

현재의 정신과 진료가 훌륭할 수 있는 이유는 훌륭한 건보 재정 덕분

이 책을 쓰는 2024년 현재는 정신과 진료받기 참 좋은 때다. 정신과 의원 및 병원이 곳곳에 있고, 그곳의 정신과 의사는 친절하다. 앞에서 대기 환자 문제가 나오기는 했지만, 짧게 진료받기가 싫으면 예약제인 병원으로 가면 된다. 그러면 자신이 원하는 만큼 충분히 긴 시간 진료도 가능하다. 이 정도면 병원과 의사를 골라서 진료받을 수 있는 현실이다.

현재 이런 수준의 훌륭한 진료가 가능한 것은 튼튼한 건보 재정 덕분이다. 정신과 의원에 가서 평균적으로 내는 본인 부담금은 대략 몇천 원에서 몇만 원 수준이다. 아무리 긴 시간 진료를 받아도 10만 원을 넘기가 쉽지 않다. 하지만 정신과 의사에게 주어지는 돈은 이보다 많다. 본인이 내는 돈 외에도 건보 공단에서 주어지는 건강보험금이 따로 있기 때문이다. 우리 월급에서 가져가는 건강보험금이 바로 이 돈이다. 이 돈이 충분히 있어서 내가 내는 돈이 적어도 훌륭한 수준의 면담이 가능한 것이다. 나머지 부분은 나라에서 부담해주기 때문이다. 지금까지는 그랬다.

앞으로는 줄어드는 건보 재정

그런데 2020년대에 들어서면서 많은 일이 일어나기 시작한다. 먼저 거시적인 시대 상황을 살펴보자. 대한민국의 일할 수 있는 인구는 최정점을 찍고 하락하기 시작했다. 사망자 수가 출생자 수를 넘어서는 인구 감소의 시기도 도래했다. 이는 건강보험 재정을 낼 수 있는 인구가 앞으로 현저히 줄어들 것이라는 점을 시사한다. 그렇게 건강보험을 내는 사람은 줄어드는데, 쓰는 사람은 늘어난다. 건강보험은 고갈되는 것이 자명하다. 아무리 아껴 쓰고 보험제도 개혁을 해도, 지금까지 0.7명대 출산율이 갑자기 2명대가 되어도, 현재 일어난 변화만 놓고 봤을 때 건보 재정 고갈은 자명하다.

이런 상황에서 2020년 코로나가 터졌다. 코로나는 바이러스와의 전쟁이었다. 전쟁이 터지면 나라의 곳간이 마르듯이, 국민 건강을 위해 쌓아둔 건보 재정은 코로나로 인해 크게 줄어들었다. 이 상황에서 정부는 2024년 의사 증원을 토대로 건보 재정 고갈 가속화를 줄여보려고 했지만, 실상 의사들의 이탈 빈자리를 메우기 위해 또 무분별하게 건보 재정이 쓰이고 있다. 2차 전쟁이나 다름없는 상황이다.

이런 거시적인 관점뿐만 아니라 정신과 자체의 변화도 있다. 최근 매스컴에 자주 등장하는 정신과 질병으로 인해, 정신과에 대한 인식 변화가 이루어졌다. 이러한 인식 변화는 지금껏 정신과 진료받기 꺼렸던 사람들의 인식을 변화시켰다. '아픈데 병원을 이용해야지', 이게 요즘 세대의 마인드다. 이에 따라 정신과 진료 건수는 날이 갈수록 늘고 있고, 이를 만족시키기 위해 정신과 의원 개원 또한 우후죽순 늘어나고 있다. 현재 거의 포화 상태로 보이는데도, 주변에서 여전히 개원에 관한 이야기가 나오는 것을 봐서는 당분간 더 늘면 늘었지, 줄지는 않을 것 같다.

이런 상황에서 정신과로 지급되는 건보 재정은 어떻게 될까? 지금까지는 정말 훌륭했다. 갈수록 많이 일어나는 흉흉한 사건들로 인해 정신 치료에 대한 필요성도 국민과 정부 모두 인정하는 분위기고, 이에 따라 정신과로 지급되는 건보 재정 또한 쉽게 삭감되지 않고 있다. 하지만 그것은 현재까지 이야기고, 앞으로는 달라질 수밖에 없다. 앞서 살펴본 거시적·미시적 관점에서의 변화는 건보 재정 자체의 감소와 건보 재정을 사용하는 사람의 증가를 잘 나타낸다.

정신과 의사가 보는 미래의 정신과 진료

따라서 우리나라는 건강보험 지급 제도를 개편할 수밖에 없다. 앞으로 진료에 대한 보험은 급속도로 많이 줄어들 것이다. 그렇게 되면 현재의 훌륭한 수준의 정신과 진료 또한 갈수록 줄어들 수밖에 없다. 현재의 훌륭한 보상으로 인해 진료의 과부하를 버티고 있던 의사들이 하나둘 이탈을 시작할 것이며, 정신과 의원의 숫자는 눈에 띄게 줄어들 것이다. 그러면 정신과 진료 예약 또한 어려워지고, 접근성 또한 떨어질 수밖에 없다. 진료하는 곳이 줄어들기 때문에 대기는 길어질 수밖에 없고, 그만큼 진료 시간은 짧아진다. 진료 시간이 짧으니 자주 가고 싶어도 예약 슬롯이 없어 다음번 진료까지 한 달을 기다려야 한다. 곧 다가올 정신과 진료의 미래다. 희망적인 부분은 이런 변화가 5년, 10년 정도 지나야 체감 가능할 것이라는 점이다. 향후 1~2년 정도의 정신과 의료의 미래는 아직은 밝다고 생각한다.

좋은 의사가 살아남는다

의료 어플이 가져올 미래 변화

언뜻 보면 미래에는 우리의 의료비 부담이 늘어나 좋지 않은 변화만 있는 것으로 보인다. 하지만 요즘 우후죽순처럼 늘어나는 의료 어플을 보면 꼭 나쁜 쪽으로만의 변화만 있는 것은 아닌 것 같다.

의료 어플의 발달로 우리는 선택의 폭이 넓어졌다. 예전에는 가보기 전까지는 알 수 없던 병원의 정보들이, 이제는 인터넷에 적나라하게 드러난다. 정보가 없을 때는 어쩔 수 없이 가까운 데 가야 했던 병원을 이제는 선택해서 갈 수 있다. 어플에는 병원 정보뿐만 아니라 병원에 대한 리뷰까지 존재하기 때문이다. 이제는 집에서도 저 병원 의사가 친절한지, 실력이 있는지 알 수 있다. 물론 맛집 리뷰처럼 이러한 병원 리뷰를 100% 신뢰할 수는 없다. 그래서 한층 더 업그레이드된 어플이 등장하고 있다. 병원에 대한 신뢰할 수 있는 데이터를 수집해 게시하고, 그에 따라 환자들의 선택 폭을 넓혀주는 것이다. 환자도 더 이상 환자가 아닌, 일종의 소비자가 되는 것이다.

따라서 개인은 점점 실력 있는 의사, 친절한 의사를 원하게 될 것이고, 이전의 실력 없고 불친절해도 근근이 먹고살았던 의원들은 빅데이터의 홍수에 휩쓸려 생존이 위태로워질 것이라고 본다.

시대의 변화는 의료 이용자에게도 영향을 주지만, 의료 제공자에게도 영향을 준다. 기존의 실력 있고 마음씨 따뜻한 의사 선생님들께는 오히려 긍정적인 변화라고 할 수 있겠다. 실력 있는 의료 행위에 대한 이용자가 많으면 그만큼 환자를 보는 보람과 만족, 그리고 소득도 늘어날 테니까 말이다.

집에서도 혼자 할 수 있는 멘탈 관리
일일 체크리스트
(복사해서 사용하세요)

1. 일어나자마자 꿈 일기를 쓴다.
2. 아침 명상을 한다.
3. 내 몸에 좋은 것들을 먹는다.
4. 좋아하는 음악 감상을 한다.
5. 자기 전 일기를 쓴다.
6. 하루 한 번 감사 일기를 쓴다.
7. 하루 감정을 그대로 느낀다.
8. 30분 이상 움직인다.
9. 30분 이상 햇볕을 쬔다.
10. 반신욕이나 전신욕을 한다.
11. 오늘 있었던 일을 그대로 받아들인다.
12. 좋은 책을 읽는다.
13. 사랑하는 사람이 있다면, 사랑한다고 말해준다.
14. 긍정적인 말을 한다.

이번 생에 정신과는 처음이라

제1판 1쇄 2024년 9월 27일

지은이 닥터 온실(신준영)
펴낸이 한성주
펴낸곳 ㈜두드림미디어
책임편집 최윤경, 배성분
디자인 노경녀(nkn3383@naver.com)

㈜두드림미디어
등 록 2015년 3월 25일(제2022-000009호)
주 소 서울시 강서구 공항대로 219, 620호, 621호
전 화 02)333-3577
팩 스 02)6455-3477
이메일 dodreamedia@naver.com(원고 투고 및 출판 관련 문의)
카 페 https://cafe.naver.com/dodreamedia

ISBN 979-11-94223-16-0 (03180)

책 내용에 관한 궁금증은 표지 앞날개에 있는 저자의 이메일이나
저자의 각종 SNS 연락처로 문의해주시길 바랍니다.

책값은 뒤표지에 있습니다.
파본은 구입하신 서점에서 교환해드립니다.